60세부터 머리가 점점 좋아진다

60세부터 머리가 점점 좋아진다

뇌와 마음이 순식간에 정리되는 심플한 습관

중요한 것은 지식의 양이 아니라
지식을 응용하는 힘

와다 히데키 지음 | 윤경희 옮김

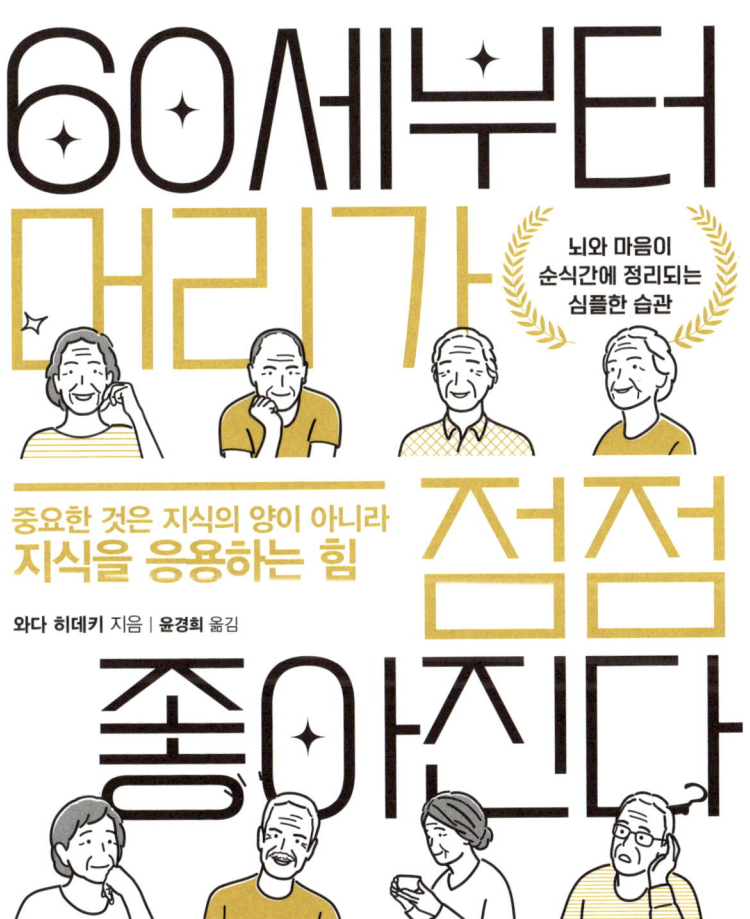

지상사 Jisangsa

NO TO KOKORO GA ISSHUN DE TOTONOU SIMPLE SHUKAN
60 SAI KARA ATAMA WA DONDON YOKU NARU!
© Hideki Wada 2024
Korean translation rights arranged with ASUKA SHINSHA, INC.
through Japan UNI Agency, Inc., Tokyo and EntersKorea Co., Ltd., Seoul

이 책의 한국어판 저작권은 (주)엔터스코리아를 통해 저작권자와 독점 계약한 지상사에 있습니다.
저작권법에 의하여 한국 내에서 보호를 받는 저작물이므로 무단전재와 무단복제를 금합니다.

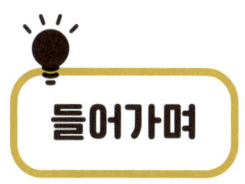
들어가며

전두엽을 단련하면
평생 머리를 좋게 유지할 수 있다

우리는 '머리가 좋다, 머리가 나쁘다'는 의미를 크게 오해하고 있는 것 같습니다. 단적으로 학력에 관한 것이 그렇습니다.

나는 2025년 현재 65세로, 도쿄대학교 의학과에 현역으로 합격하여 졸업했고, 지금도 "와다 선생님은 머리가 좋군요"라는 말을 들을 때가 있습니다.

그런데 도쿄대에 들어갔던 건 벌써 46년도 더 된 옛날 일입니다. 게다가 당시 나는 수업을 등한시했기 때문에 다른 대학을 포함하여 같은 해에 의학과를 졸업한 사람 중에서도 열등생 쪽이 아니었을까 싶습니다.

그러다 보니 '머리가 좋다'는 말을 들으면 솔직히 겸연쩍습니다.

실제로 현실적으로도 내 나이 정도가 되면 도쿄대 의학과를 졸업한 사람 중에서도 안타까운 일을 맞닥뜨린 사람도 분명 있을 테고 말입니다.

세상에는 내 학력을 모른 채 내가 쓴 책을 읽고 "대단한 내용이었습니다"라거나 "와다 선생님은 정말로 머리가 좋군요"라고 말하는 사람도 있습니다.

그때는 정말 기쁘기 그지없습니다.

이처럼 지금까지 내가 머리 좋다는 말을 듣는 건 학력 때문이 아니라 졸업한 뒤에도 공부를 계속해 왔기 때문이라고 자신 있게 말할 수 있습니다. 다시 말해, 나에게는 같은 도쿄대 의학과를 졸업한 사람들 누구보다도 꾸준히 공부를 지속하고 있다는 자부심이 있습니다.

물론 이런 말을 하면 누군가는 '나도 학생 때도, 대학을 나와서도 오로지 연구에만 전념했고 지금도 계속 공부하고 있다'며 반론을 제기할지도 모르겠습니다.

그런데 차이가 있다면, 나는 내 전문분야 말고도 다양한 분야에서 적극적으로 지식을 받아들이려 하며, 온종일 이런저런 것을 생각하는 습관이 있다는 점입니다. 그렇기 때문에 1,000권 가까이 책을 내놓을 수 있었고 사람들에게 '이야기가 재미있다'는 말을 들을 때도 많습니다.

즉, 내가 생각하는 '좋은 머리'라는 의미는 직함이 교수가 되었다거나 어떤 연구를 성취해서가 아니라 사람들에게 이야기가 재미있다는 말을 듣는 것입니다.

솔직히 말해 이러한 '좋은 머리'는 사회생활을 하는 동안에는 별반 도움이 안 됩니다. 동료나 아랫사람에게 '재미있는 사람'으로 여겨지고 말 뿐 출세나 돈으로 이어지지 않기 때문입니다.

그런데 65세가 되어 보니 '재미있는 사람' 쪽이 훨씬 나았습니다. 사람들이 내게 관심을 갖고 다가왔고 어느 일정 수준 이상으로 재미있으면 책을 쓰는 일도 계속할 수 있으니 말입니다.

또, 재미있는지 아닌지는 차치하고, 나는 나이가 들어서도 머리가 좋은 상태를 유지하는 데 가장 중요한 것은 '의욕'이라 믿고 있습니다.

나이가 몇 살이 되던 흥미를 갖고 정보를 꾸준히 모으며 남들과는 다른 의견을 말하기 위해 이렇게 저렇게 생각하는 습관은 의욕이 없으면 도저히 할 수가 없기 때문입니다. 그런데 이 의욕은 가만 놔두면 중장년 이후로는 점점 떨어지는데, 이 현상은 뇌의 '전두엽'이라는 부위와 관련이 있습니다.

전두엽은 40대, 50대부터 위축이 시작됩니다. 다시 말해, 줄어드는 것입니다.

전두엽이 의욕도 관장한다고 여겨지는데, 뇌의 위축 즉 노화로 의욕이 떨어지는 것입니다.

의욕이 감소하면 배우는 것도 귀찮아지므로 안타깝게도 거기서부터 점점 머리가 나빠집니다. 당장 치매가 되는 건 아니지만 재미없는 사람, 다시 말해 사람들이 굳이 이야기를 들으려고 가까이 다가가지 않는 그런 사람이 되어버리는 것입니다.

재미있는 이야기를 하기 위한 창조성과 의외의 정보를 받아들이기 위한 순응성도 전두엽이 맡고 있습니다.

나이가 들면 들수록 하는 이야기가 하나의 패턴으로 결론 나기 쉬운 (처음 한두 번은 먹혔을지 모르지만, 그 이후부터는 상대해 주지 않을 것입니다) 것도, 예전 방식을 변화 없이 그대로 따르는 전례 답습도 '전두엽의 기능 저하=노화' 때문이라 합니다.

즉, 전두엽이 노화하면 의욕도 없어지고 이야기도 재미없어져서 다른 사람이 다가오지 않게 되는 것입니다.

그렇다면 어떻게 해야 노화를 막을 수 있을까요. 이것이 이 책이 다루는 포괄적인 주제입니다.

한편, 우리나라 사람들은 젊었을 때부터 전두엽을 거의 사용하지 않으며, 학교도 전두엽을 단련하는 교육을 여전히 안 하는 것 같습니다.

고등학교까지의 기초학력을 키우기 위한 교육은 그렇다 치고, 대학에 들어간 다음의 교육은 우리와 구미 선진국이 확연히 다릅니다. 우리는 교수가 말한 그대로를 시험에 적으면 높은 점수를 받을 수 있지만, 유럽과 미국에서는 교수에게 반론 혹은 다른 의견을 제시할 수 있는 학생이 우수한 점수를 받습니다.

그런데 위에서 하라는 대로 하면 지식은 늘어날지언정 전두엽은 단련되지 않습니다. 다른 대답은 없을까 생각하고 자료를 찾기도 하며 기존의 개념에 도전하는 의견을 내는 그런 행동이 전두엽을 단련하는 것입니다.

회사에서도 위에서 하라는 대로 하는 사람이 쉽게 출세하는 것 같고 반론을 제기하는 사람을 거북하게 여겨서인지 젊은 사람 중에도 전두엽을 거의 안 쓰고 그저 권위와 전례를 따르는 사람이 많습니다.

이것을 반대로 말하면, 아무리 나이를 먹더라도 제대로 전두엽을 단련하면 전두엽을 사용할 일이 없었던 젊은 사람에게 그 기능 면에서는 충분히 이길 수 있다는 공식이 성립합니다.

이 책을 힌트로 삼아 전두엽을 단련해서 나이가 들어도 점점 머리 좋은 사람이 된다면 저자로서 더없는 기쁨이 되겠습니다.

와다 히데키

차례 CONTENTS

들어가며 | 전두엽을 단련하면 평생 머리를 좋게 유지할 수 있다

CHAPTER 00
나이가 몇 살이라도 사람은 머리를 좋게 만들 수 있다

- '좋은 머리'를 만드는 데 꼭 필요한 것은
  야간이 테크닉과 변치 않는 의욕 | 018
- 60세부터는 '머리가 좋다'의 의미가 바뀐다 | 023
- 시니어의 '좋은 머리'에 학력과 직위는 관계없다 | 029
- 전두엽 활성화로 머리도 몸도 젊게 유지할 수 있다 | 032
- 나이 든 지금이야말로 좋은 머리가 될 잠재력이 있다 | 036
- 나만의 생각을 가질 수 있는 사람에게는
  지성과 매력이 있다 | 041
- 고령이 되고 나서 인생의 전성기를 맞이한 사람들 | 045
- 인생의 클라이맥스는
  시니어가 된 뒤에 오는 편이 훨씬 즐겁다 | 048
- 스스로 행복할 수 있는 것이야말로 진짜 똑똑함 | 055

CHAPTER 01
작은 습관으로 뇌는 점점 젊어진다

- 젊었을 때보다 뇌의 기능을 향상하는 것은 충분히 가능하다 | **062**
- 전두엽을 단련할수록 노화는 멈추고 머리는 좋아진다 | **065**
- 새로운 가게, 새로운 취미…
  전두엽은 '새로운 경험'을 가장 좋아한다 | **068**
- 예상외의 일이 일어날 때마다 뇌는 젊어진다 | **070**
- '일단 해 보자'고 생각하는 사람의 뇌는 잘 돌아간다. | **072**
- 스스로 자신을 격려할 수 있는 사람은 뇌도 마음도 건강하다 | **076**
- '이게 정말일까?'라고 의심해 보는 것은 뇌 트레이닝이 된다 | **079**
- 백인가 흑인가 단정 짓지 말고
  회색도 받아들이는 유연함을 갖는다 | **083**
- '좀 더 편한 방법은 없나?'라며
  꾀돌이처럼 생각하면 머리는 풀회전한다 | **086**
- 큰 꿈을 말할 수 있는 사람의 뇌는 늙지 않는다 | **089**
- 좋아하는 것을 먹고 자주 걸으면 뇌의 기초 체력이 붙는다 | **094**
- 머리를 좋게 하는 식생활의 키워드는 고기와 비타민 C | **097**
- 기억나지 않는다고 곧바로 '그거 말이야', '저거 말이야' 하지 말고
  기억의 한계까지 노력한다 | **100**
- 일기를 쓴다, 메모를 적는다 같은 '기록 행위'는 뇌를 자극한다 | **102**
- 대화를 잘하는 사람은 치매의 진행이 느리다 | **104**

- 전두엽은 뇌 훈련보다 취미와 사랑을 즐길 때 더 기뻐한다 | 106
- 싫어하는 것, 싫은 사람과 당당히 거리를 두어서
  뇌가 늙지 않게 한다 | 110
- 몸도 뇌도 계속 사용하는 것이 중요하다 | 112
- '이 나이에 무슨'이란 말은 절대 봉인한다 | 116

CHAPTER 02

60세부터의 지성이란 '재미'와 '품격'

- 중요한 것은 지식의 양이 아니라 지식을 응용하는 힘 | 120
- 당신의 평범한 이야기가 젊은이에게는 재미 | 124
- 상식에 얽매여 작게 움츠러드는 것이 솔직히 더 큰 리스크 | 126
- 약간의 반골 정신이 좋은 머리의 기폭제가 된다 | 130
- 똑똑한 사람은
  무엇이든 해 보지 않으면 모른다는 것을 알고 있다 | 134
- 실패 경험 없는 성공인은 없다 | 138
- '그렇게 생각할 수도 있군요'라고 말할 수 있는 사람에게는
  지성과 품격이 있다 | 143
- 사물을 다면적으로 생각할 수 있는 사람은 똑똑하고 우아하다 | 149
- 언어 능력이란 어려운 것을 알기 쉽게 표현하는 힘 | 152
- '정리하는 힘'이 있어야 비로소 '전달하는 힘'이 발휘된다 | 155

- 책이나 신문 등을 읽으며 내용을 정리해 본다 | **158**
- 비유를 잘하는 사람의 이야기는 이해하기 쉽다 | **160**
- 스피치를 해야 한다면 사전에 원고를 준비한다 | **163**
- 머리가 좋은 사람, 이야기를 잘하는 사람은 남모르게 노력하고 있다 | **167**
- 말 잘하는 방법? 훈련을 하면 누구나 가능하다 | **171**

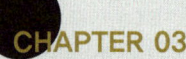

노화와 질병에 똑똑하게 대처한다

- 의사가 말하는 대로 하지 않는 현명함을 갖자 | **174**
- 의사도 병원도 자신이 꼼꼼히 알아본 후 선택한다 | **179**
- 건강 검진을 절대시할 필요는 없다고 이해한다 | **182**
- 노화에 맞서기, 이것이 즐겁게 살기 위한 어른의 지성 | **184**
- 노화를 받아들이는 것도 풍요로운 마음으로 살기 위한 지혜 | **186**
- '질병과 함께 산다'는 태도가 정신을 안정시킨다 | **190**
- 할 수 없는 일을 무언가에 의지하는 것은 머리 좋은 생활을 위한 비법 | **194**
- 머리가 좋은 사람은 치매를 무턱대고 두려워하지 않는다 | **196**
- 치매의 긍정적인 면을 알아 두자 | **200**

CHAPTER 04

기분 좋게 사는 것이
최고의 지성

- 언제나 좋은 기분으로 지내는 것이
  똑똑하고 행복하게 살기 위한 최고의 전략 | **204**
- '이미 갖고 있는 것', '할 수 있는 것'을 소중히 여기는
  행복 찾기의 달인이 된다 | **206**
- 명랑함과 사교성은 높은 사회성을 말해 준다 | **209**
- 감정 컨트롤을 할 수 없는 사람은 머리가 나빠 보인다 | **212**
- 생각이 얕고 부정적인 감정을 곧바로 분출하는 사람 | **216**
- 자신 감정의 '사용설명서'를 갖는 건 기분이 좋아지는 첫걸음 | **218**
- 될 수 있으면 세상을 가볍게, 가볍게 생각하는 것이
  똑똑하게 사는 비결 | **221**
- 100점을 목표로 하지 않는다
  자신을 칭찬할 수 있는 사람은 인생이 잘 풀린다 | **224**
- 당신은 무조건 멋진 존재 | **227**
- 다른 사람의 좋은 점을 칭찬하는 사람한테는
  여유와 지성이 느껴진다 | **231**
- 천진난만한 사고를 할 수 있는 사람은 머리도 운도 좋아진다 | **233**
- '나라면 할 수 있어!'라고 근거 없이 생각할 수 있는 사람은
  지성도 인생도 향상된다 | **239**
- 다른 사람과 비교하는 것은 무의미
  지성이 있는 사람의 좌우명은 '나는 나' | **246**

- 다른 사람의 말과 태도에 일희일비하는 것은
  그 사람에게 조종당하는 것과 같다 | **250**
- 고독도 멋진 것 내 기분이 좋아지는 '행복 리스트'를 만들자 | **253**
- 치매보다 무서운 노년기 우울증에 주의를 기울인다 | **257**
- 사람은 어차피 죽는다 그러니까 있는 힘껏 내 맘대로 산다 | **259**
- 죽음은 누구에게나 찾아온다
  지나치게 두려워하지 않는 것도 똑똑함의 하나 | **262**
- 정말로 좋은 머리는 자신의 인생에 희망을 품는 것 | **264**

마치며 | 어떤 일이든 일단 해 보는 사람은 지성도 인생도 성장한다 | **268**

CHAPTER

나이가 몇 살이라도 사람은 머리를 좋게 만들 수 있다

> ## '좋은 머리'를 만드는 데 꼭 필요한 것은 약간의 테크닉과 변치 않는 의욕

환갑을 넘은 나이에도 머리가 좋아진다는 말에 '정말 그런 게 있어?' 하면서 반신반의로 이 책을 집어 든 사람도 있을 것이다. '이 나이부턴 뇌기능이 떨어질 일만 남았을 텐데', '요즘 들어서 더 깜박깜박하긴 했지', '원래부터 좋은 머리도 아니었고…' 같은 소리가 당장이라도 들리는 것 같다.

이런 분들에게 **'약간의 요령만 알면 누구든지 머리가 좋아질 수 있다'**, **'의욕만 있으면 똑똑한 사람이 될 수 있다'**고 소리 높여 알리고 싶다.

나는 《수능은 요령》을 비롯해 지금까지 수험생을 위한 책을 다수 출간했다. 그 책들 안에서 반복적으로 '입시에

성공하는 데 필요한 것은 약간의 요령과 테크닉이다'를 무척이나 강조했다.

시험에서의 성공은 타고난 지능의 높이와 관계없다. 실제로도 공부를 못하던 학생이 '합격하기 위한 테크닉'을 습득해 결국 최상위권 대학에 합격한 케이스가 셀 수 없을 만큼 많다.

이와 마찬가지로 **60세 이후가 '좋은 머리'를 만드는 데, 필요한 것은 타고난 재능도, 지식의 힘도 아니다. 오직 약간의 요령과 습관뿐**이다.

세상에는 못하는 것을 할 수 있게 돕는 테크닉이 확실히 존재한다. 중요한 점은 그것을 아는가 모르는가, 알게 된 것을 실천할 수 있는가에 달렸다고 생각한다.

내가 온라인 교육을 하던 때 있던 일인데, 우리말의 독해력이 부족한 학생들이 상당히 많아서 수업이 제대로 진행되지 않았다. 그래서 이 학생들의 독해력을 끌어올리려면 어떻게 하면 좋을까 고민도 하고 이런저런 방법도 찾다가 대입 재수학원의 일타강사인 데구치 히로시(出口汪) 선생이 개발한 시스템을 가져와 학생들에게 적용했더니 독해력이 비약적으로 향상된 경험이 있다.

스포츠에서도, 음악이나 미술 같은 예술에서도, 인간관계에서도 마찬가지라고 생각한다. 이처럼 **원래는 충분히 할 수 있는데도 적절한 테크닉을 몰랐기 때문에 할 수 없는 일로 고착된 경우가 얼마든지 있지 않을까.**

만일 지금 당신이 '난 그다지 머리가 좋지 않은 것 같아', '똑똑하지 않은 것 같아'라며 고민한다면 그건 바로 약간의 테크닉을 몰라서일 뿐이다. 어떻게 훈련하는가에 따라 얼마든지 개선해 나갈 수 있다.

앞으로의 인생을 슬기롭게 살아가는 데, 필요한 힘은 '알기'와 '의욕 가지기'다. '정보 격차(情報隔差)', '정보 약자(情報弱者)'라는 용어에서도 알 수 있듯이, 자신에게 유익한 정보를 얻을 수 있는가로 앞으로의 인생이 좌우되는 만큼 안다는 능력은 삶에서 매우 큰 분기점이 될 것이다. 또한 이 책을 읽는 것도 그러한 정보 중 하나로 꼽아 준다면 저자로서 더없이 기쁘겠다.

이렇듯 자기 인생의 퀄리티를 높이기 위해 올바른 정보 수집에 적극적으로 임하는 자세가 필요하다.

그리고 **의욕을 갖는다는 것은 '자신의 희망을 포기하지 않는 것'**과 같은 뜻이다. 따라서 뭔가를 시작하기 전부터 결과를 예단하지 말자. 그리고 무엇보다 이 부분이 중요한데, 하다가 생각만큼 잘되지 않는 것 같을 때 '방식을 조금 바꿔 볼까?' 하며 가벼운 마음으로 방향 전환도 하자. 연애에 빗대본다면, 첫 번째 사람에게 고백했지만 차이고, 두 번째 사람에게 고백했지만, 또 차여도 이렇게 저렇게 나 자신을 표현하는 방식을 바꿔 가면서 다른 사람을 만나다 보면 10번째에는 OK를 받지 않겠는가 말이다.

나는 이것과 똑같다고 생각을 한다.

나이가 몇 살이 되어도 도전 정신을 잃지 않는 사람은, 즉 방식을 다양하게 바꿔 시도해 볼 수 있는 사람은 마음도 머리도 젊게 유지할 수 있고 풍요로운 인생을 보낼 수 있다.

조금 단호하게 표현하자면, '어차피 난 안 될 테니까'라며 지레 포기하며 희망을 버린 듯이 사는 것은 똑똑한 삶이 아니다.

'지금부터라도 머리가 좋아질 수 있다'는 것을 확실히 알고 행동하며 그렇게 될 자신을 믿고 사는 사람과 '내 머리는 앞으로 나빠질 일만 남았다'며 포기해 버리는 사람은 그 이후의 인생에서 엄청난 차이가 벌어질 것이다. '이걸로 똑똑해지면 땡잡은 거지'처럼 가벼운 마음으로 도전하면 인생의 폭 역시 넓어질 것이다.

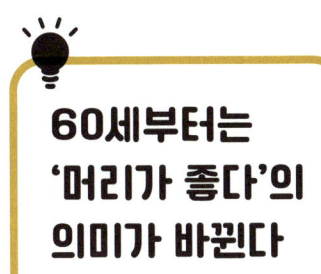

60세부터는 '머리가 좋다'의 의미가 바뀐다

시니어 세대에게 앞으로의 인생을 풍요롭게 만들어 줄 '좋은 머리'란 도대체 무엇일까?

'머리가 좋은 시니어'를 목표로 하기 전에, 역설적이긴 하지만 '머리가 나빠 보이는 시니어'란 어떤 사람일까를 이해해 둘 필요가 있다.

내가 생각하는 '안타깝게도 현명한 인상을 주기 어려운 시니어'란 다음과 같은 사람들이다.

- 감정 조절을 못하고 아무 데서나 화를 터뜨린다.
- '절대로 내가 옳다'며 자기 말을 밀어붙이고 반대 의견이나 이견을 인정하지 않는다.
- 세상을 '0 아니면 100', '흑 아니면 백'처럼 양극단적으

로만 생각하고 중용의 정신이나 유연성이 없다.
- 텔레비전 방송 해설가의 말을 맹목적으로 받아들이고 자신의 의견이 전혀 없다.
- 말하고 싶은 것이나 생각이 잘 정리되지 않는다.
- 변화가 두려워 이미 결정된 루틴 안에서만 머물고 새로운 도전에 나서지 않는다.
- '어차피 난 안 될 거야', '이 나이에 무슨' 하며 변명만 할 뿐 희망을 품고 무언가에 도전하는 일이 없다.
- 자신의 부족한 부분에만 크게 집중하고 비관적이며 인생을 즐기지 못한다.

대략 살펴본 것이지만 이러한 특징이 있는 사람은 안타깝게도 머리가 좋은 시니어라 할 수 없고 현명하게 살고 있다고도 할 수 없다.

다시 말해, 이와 반대의 삶을 지향한다면 필연적으로 '머리가 좋은 사람'이 된다는 뜻이다. 이런 사람은 **인생에 대해 긍정적으로 생각하고 하루하루를 즐겁게 보낼 수 있다.** 감정이 차분하게 안정되어 있어서 웬만한 일에는 동요하지 않으며 기품이 느껴진다. 그리고 자신만의 기준과 의견을 확실히 가지면서도 모든 생각을 존중하고 자신이 이해한 바를 표현할 수 있다.

이런 시니어를 만나면 누구나 그의 높은 품격과 은은한 지성을 느끼지 않겠는가? 그러니 기억하자. 아주 약간의 요령만 알면 누구든지 이런 사람이 될 수 있다.

좋은 머리가 되려면 제일 먼저 **유연성**을 가져야 한다.

나는 **인간적인 유연함이 시니어의 지성과 직결된다**고 생각한다.

얼마큼 나이를 먹었다는 건 그만큼 다양한 경험을 해왔다는 것이다. 그러한 풍부한 인생 경험을 가졌음에도 **고집쟁이가 되거나 하나의 답에만 집착하는 모습은 결코 지적(知的)이지 않으며** 심지어 유치하다는 인상마저 준다.

내가 학생 때는 오로지 하나의 정답을 잘 찾아낼 수 있어야 '공부를 잘하는 것'이었고 이는 곧 '머리가 좋은 것'이라는 교육을 받았다. 여러분도 사회생활을 할 때 좋은 결과와 이익을 효율적으로 내기 위한 최고의 방법을 모색해

왔을 것이다. 이처럼 자의든 타의든 오직 하나의 정답을 찾으려 했기에 '저건 틀렸고 이것만 옳다'로 기우는 그 마음도 이해가 안 되는 건 아니다.

그런데 결정적으로, 여기에는 '둘 다 가능하지 않을까?'라는 또 하나의 선택지가 아예 빠져 있다.

이제는 60대 이상의 시니어가 되었으니 그런 경직된 태도를 좀 바꿔서 '그것도 맞을 수 있고, 이것도 맞을 수 있지'라는 입장을 취해 보자. **백(白)인가 흑(黑)인가로 딱 자르지 말고 회색도 허용할 수 있어서 복수의 가능성을 인정할 수 있는 사람은 인간적인 성숙도가 높고 지적이라는 인상도 들게 한다.**

'어떻게 하면 건강하게 살 수 있을까', '어떻게 하면 병에 걸리지 않을까'에 관한 것도 마찬가지다. 하나의 대답을 고집하지 말고 다양한 선택지를 유연하게 받아들이려는 자세는 삶의 질과도 크게 연관된다.

나는 평소 '어느 나이쯤 되면 혈압이나 혈당치가 높아도 괜찮은 경우가 꽤 있다'고 주장해 왔다. 혈압을 너무 낮추면 낙상 위험이 생기고, 혈당치를 무리하게 낮추면 생활 활력을 잃을 수 있기 때문인데 사람마다 제각각인 체질과 상황을 고려해서 살피지 않고 오로지 정상 수치에 맞추려는 건 위험하다는 의미다.

그런데 의사 90% 이상은 혈압이 높은 환자를 만날 때마다 무조건 혈압을 낮춰야 한다고 강조한다. 여기에는 '시간과 장소에 따라'라거나 '사람에 따라'라는 유연함이 전혀 없다.

이러한 내 주장에 대해 반론을 받을 때도 있는데, 나는 결코 혈압과 혈당치를 낮춰서는 안 된다고 주장하는 게 아니라 '당신 혈압이 얼마 이상이니 이 약을 먹고 이만큼 낮춰야 한다'고 일률적으로 정해 버리는 것이 문제라고 말하는 것이다.

의사의 지시대로 약을 먹고 혈압이 떨어져서 생활하기 한결 편안해졌다면 그것으로 좋은 결과다. 그런데 약을 먹고 나서 몸 상태가 예전만 못해졌다면 일단 복용을 멈추거나 먹는 빈도를 줄이거나 하면 어떨까 하는 것이다.

특히 의사 중에는 '이것이 절대로 올바른 답이다'라고 단정 짓는 사람이 많은 것 같은데 그것도 5년 후, 10년 후에는 뒤집힐 가능성이 없지 않다. 그러니 더욱, **세상에는 답이 하나만 있는 게 아님을 잊지 말아야 한다.**

내가 존경하는 의학자이고 해부학자인 요로 다케시(養老孟司) 선생은 "세상이 이론대로 돌아가는 건 아니니까"라며 담배를 뻑뻑 피우면서도 그토록 건강했다. 나도 그렇게 생각한다. 특히 오랜 시간 의사로 활동하다 보면 정말로 세상은 정석대로 되지 않음을 실감한다.

머리가 좋다는 말은 바꿔 말하면 응용력이 뛰어나다는 말이다. 그렇기 때문에 하나의 정답을 구하는 데 매몰되지 않고, 때로는 이론이나 예측대로 되지 않는 경우도 있구나 하고 받아들이며 방향을 전환하는 유연성이 매우 중요하다. 이게 가능한 사람은 시대와 함께 세상의 정답이 변할 때도 능동적으로 대응할 수 있을 것이다.

시니어의 '좋은 머리'에 학력과 직위는 관계없다

한번 좋은 머리는 영원히 그럴 것이라 믿는 사람이 많은데, 나는 이게 우리나라 사람의 나쁜 버릇이라고 생각한다. 그래서인지 모두들 상대방의 학력이나 직함을 알고 싶어 하는 것 같다.

하지만 유명한 대학을 나왔는지로 평가한다면 과거의 입시 성취만으로 그 사람을 평가한다는 말인데, 정말 괜찮을까?

나는 도쿄대학 출신이라는 걸로 60대가 된 지금까지도 '대단하십니다'라는 말을 들을 때가 많다. 확실히 열여덟 살 당시의 나는 입시 공부에서 나름의 결과를 냈다고 할 수 있다. 하지만 여전히 그것으로 '머리가 좋다'고 하면 속이 좀 거북해진다. 내가 도쿄대에 합격했던 것은 대략 한

40년 전이니까, '그렇다면 그 40년 동안 나는 조금도 성장하지 않았다는 말입니까?' 하고 상대방에게 되물어 보고 싶어지는 것이다.

상대방이 과거에 획득한 학력이나 직업에 따라 성공한 사람이라고 결론 내리는 것은 그가 그 자리에 있을 때를 인생의 정점이라 여긴다는 것과 같은데, 이는 좀 이상한 이야기가 아닌가.

나이가 60이 지났는데도 '나는 도쿄대 출신이다'라며 거만하게 구는 사람이 있다면, 나라면 '당신은 언제까지 과거의 영광에 매달려 있을 겁니까?'라는 생각이 들면서 '똑똑한 사람'이란 인상을 받지 못할 것 같다.

인간의 지성은 과거에 어떤 권위를 손에 넣었는가가 아니라 평생 진보하고 계속 발전할 수 있는가에 달렸다.

나 역시 정말로 머리가 좋은 사람은 '계속해서 진화할 수

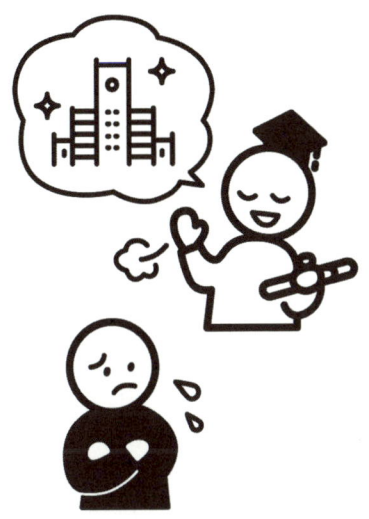

언제까지고 과거의 영광을 붙잡고 있는 사람은
지적이라고는 할 수 없다

있는 사람'이라고….

어제보다 오늘, 오늘보다 내일이라고 계속 자신을 업데이트할 수 있는 사람이 되어야 시대 속에서도 유연하게, 그리고 삶에 만족하면서 살아갈 수 있을 것이다. 그것이야말로 진정한 현명함이라고 생각한다.

전두엽 활성화로
머리도 몸도
젊게 유지할 수 있다

일반적으로 나이가 들수록 몸도 두뇌도 쇠약해지는 게 당연하다고 생각한다. 그래서 이 나이라도 머리가 좋아질 수 있다고 하면 의심스럽게 여기는 사람도 많을 것이다.

물론 몸과 뇌의 기능은 나이가 들수록 떨어지는 건 사실이다. 하지만 **고령에도 운동을 하면 근력과 체력이 붙는 것처럼 두뇌도 단련하면 점점 똑똑한 사람이 될 수 있다.** 그래서 뇌의 '전두엽(前頭葉)'이라는 영역을 살펴보려 한다.

전두엽은 인간의 감정을 컨트롤할 뿐 아니라 자발성, 의욕, 창의력을 주관하는 영역이다.

언어 이해 영역인 측두엽(側頭葉)이나 계산 이해 영역인 두정엽(頭頂葉)의 기능은 고령이 되어도 비교적 덜 약해지지만, 전두엽은 빠르면 40대부터 위축된다고 알려져 있다. 즉, 의학적으로 볼 때 대부분 **사람의 뇌는 전두엽부터 노화가 진행**되는 것이다.

전두엽은 감정과 의욕, 창조성을 담당하는 부분이기 때문에 이 영역의 기능이 나빠지면 감정 컨트롤이 되지 않거나 감성이 무뎌지고 의욕과 적극성이 저하된다. 그래서 **공공장소에서 화를 분출하는 고령자는 전두엽의 기능이 쇠퇴한 상태**라고 짐작할 수 있다.

이처럼 노화는 감정에 관한 영역의 쇠퇴를 시작으로 점차 뇌의 다른 기능과 몸 그리고 겉모습도 늙어 가는 것이다. 이 말을 뒤집어서, **전두엽을 활성화하고 단련하면 사람은 젊어지고 똑똑해지며 나아가 신체 안팎의 노화 정지, 즉 안티에이징으로 이어진다.**

늘어지고 불룩한 뱃살 대신 탄탄하고 날씬한 허리를 갖고 싶으면 복근 운동을 열심히 하는 게 효과적이라는 건 누구나 다 안다. 이와 같이 두뇌도 '어느 영역을 단련하고 싶은가'를 신경 쓰고 그에 따른 행동을 하는 게 매우 중요하다.

그래서 책을 읽는다거나 자동차 번호판이라도 보며 더하기 빼기를 하는 사람도 있을 것이다.

당연히 독서도 좋고 계산 연습도 좋은 습관이지만 '전두엽을 단련한다'에 초점을 맞춘다면 솔직히 이런 행동은 효과를 발휘하지 않는다.

이 책에서 전두엽을 단련하는 방법을 자세히 설명할 텐데 **감정 영역인 전두엽을 젊게 유지하려면 설레는 마음을 갖고 긍정적으로 살며, 뇌에 좋은 자극을 주는 것이 중요**하다. 과거를 돌아보고 부정적인 생각을 계속하면 전두엽은 위축되고 노화로 직행하는 것과 다름없다. **'인생, 의외(意外)로 어떻게든 되더라'라는 열린 마음으로 긍정적이고 밝게 살아야 뇌도 활기차게 움직이기 시작**한다.

그래서 상식이나 전례에 매이지 않고 새로운 것에 계속 도전하면 전두엽은 점점 활발하게 움직인다. 그러므로 날마다 날마다 새로운 실험을 한다는 마음으로 '아직까지도 잘 몰랐던 나 자신과의 만남'을 소중히 여기면 좋겠다.

나는 특히 60세 이상의 시니어에게 전두엽 활성화가 매우 중요한 포인트라고 생각한다.
전두엽을 젊게 유지하면 두뇌와 신체의 다양한 기능도 유지되며 더 나아가 전두엽 활성화에 효과적인 생각과 행동 그 자체가 노년의 행복한 인생과 직결되기 때문이다.
전두엽을 단련해서 좋은 머리와 즐거운 일상, 둘 다 가지면 어떨까?

나이 든 지금이야말로 좋은 머리가 될 잠재력이 있다

지금까지 언급한 말과도 이어지는데, 나는 **60대부터 인생을 충분히 향상할 수 있으며, 눈에 뚜렷하게 보일 만큼 머리가 좋아질 가능성을 갖고 있다**고 생각한다.

먼저, 시니어가 되면 상식에 매이거나 다른 사람의 지시에 따를 필요가 없어진다. 이게 시니어의 큰 강점이 아닐까 생각하는데, 회사에 다닐 때는 내 의지라 부를 것도 없이 그저 위에서 내려온 지시에 따라 움직여야 했다. 그리고 내 기분을 누르며 주변에 맞춰야 했던 적이 무척 많았을 것이다.

전두엽 활성화를 위해서는 독창적인 발상력과 창조성이

중요한데도 이런 상황에 놓이면 활성화는커녕 오히려 떨어진다. 아무리 젊어도 '시키는 대로 한다', '전례에 따른다'에 끌려 살면 전두엽은 가동하지 않기 때문에 점점 기능이 둔해졌을 것이다.

그랬던 생활 방식에서 해방되어 **자유로운 감성이 허락되니 이게 바로 시니어의 묘미**라고 생각한다.

감정 억제와 스트레스는 뇌에 해악을 끼친다. 모처럼 '상식과 제약에 구애받지 않을 자유'를 손에 쥐었으니 가슴을 쫙 펴고 당당히 내 길을 걸어가자. 이것이 전두엽에는 더없이 좋은 보약이다.

그리고 한창 일할 때보다 자유로운 시간이 늘어나는 것 또한 시니어의 장점이다.

나는 종종 "**자신이 천재가 될 수 있는 분야를 찾는 게 중요하다**"로 말하곤 하는데, 예를 들면 어느 부모가 자기 자식을 데려와서 "이 아이를 천재로 만들고 싶습니다"라고 한다면, 나는 "그렇다면 100가지 정도를 배우게 하십시오"라고 대답할 것이다. 100가지쯤 배우다 보면 그중에 하나

정도는 특출난 재능을 보일 테니 말이다.

남들 다하는 피아노도 수영도 서예도 잘하지 못하는데, 댄스는 희한하게 잘한다거나 하는 그런 일이 있을 수 있다는 의미다.

스즈키 이치로 선수도, 오타니 쇼헤이 선수도 야구를 만나지 않았다면 그저 운동 잘하는 동네 형으로 인생을 보냈을지 모른다. 이처럼 남다른 능력을 발휘할 수 있는 것을 찾는 게 중요하다.

물론, 100가지나 배웠지만, 딱히 이렇다 할게 없을 수도 있다. 그러나 **아무것에도 도전하지 않고 시간만 보내는 것보다 천재가 될 확률은 훨씬 올라갔을 것**이다. 〈101번째 프러포즈〉라는 드라마 제목처럼 100가지를 해 봐도 아니라면 101개째에 도전하면 된다.

간섭받지 않는 자유로운 시간이 가능하다는 말은 이처럼 매번 새로운 것에 도전할 기회가 있다는 뜻이다.

그러므로 이 책에서 소개하는 머리가 좋아지는 방법에도 겁내지 말고 계속 도전해서 자신에게 맞는 것을 찾아보길 바란다. 또한 60세 이상 시니어의 강점은 뭐니 뭐니 해도 풍부한 경험지식(경험한 덕분에 얻은 지식)을 갖고 있다는 점이다.

60년 정도 살면 꽤 많은 것을 경험했기에 거기서 배움도, 깨달음도 얻었을 것이다. **어떤 것에 대해 말하고 싶을 때 자신의 경험에 견주어 보거나 또는 경험을 섞어 가며 이야기할 수 있는 것은 그야말로 시니어의 큰 무기다.** 아주 강한 설득력이 생기기 때문이다.

오래 산 덕분에 떠오르는 발상이 있고 꺼낼 수 있는 표현도 있다. 이러한 부분에 자신감을 가지면 좋겠다.

머리가 좋은 시니어에게는 '연속성(連續性)'이 있다. 그가 살면서 얻은 풍부한 경험과 지금 일어나고 있는 일을 연결해서 생각하고, 새롭게 해석할 수 있기 때문이다. 긴 흐름 속에서 세상을 바라볼 수 있는 것이다.

이 이야기는 영어학자이자 철학자인 와타나베 쇼이치(渡部昇一)에게서 들은 이야기인데, 예전에 엔고로 경제가 불황에 빠져 일본 전역이 침체하여 있을 때, 쇼와 천황은 '엔화가 높아진 게 왜 나쁩니까'라고 반문했다고 한다. 쇼와 천황은 2차 세계대전 전, 당시 1달러에 2엔이던 시대를 기억하고 있었기에 엔화의 가치가 높아졌다 함은 곧 나라의 국력이 강해졌다는 것과 다름없음을 인지했던 것이다. 이러한 발상은 긴 역사 속을 살았기에 떠오른 것으로 생각한다.

오래 살수록 긴 안목으로 세상을 볼 수 있게 된다. 그러면 **눈앞에서 일어나는 일들에 휩쓸려 일희일비하지 않고 좀 더 넓은 시야로 세상과 마주할 수 있다. 그런 자세는 사람을 더욱 성숙하고 슬기롭게 이끌** 것이다.

나만의 생각을 가질 수 있는 사람에게는 지성과 매력이 있다

그리고 '나만의 생각을 갖고 있다'는 것 역시 머리가 좋은 시니어의 특징이다.

PC와 스마트폰이 널리 보급되어서 알아보고 싶은 것이 있을 땐 누구나 검색 포털에 접속할 수 있기 때문에 지금은 '만물박사', '박식한 사람=현명한 사람'이라는 도식이 성립하지 않게 되었다. 중요한 점은 지식의 양이 아니라 얻은 지식을 자기 나름으로 해석하는 것이다.

나는 앞으로의 시대에서 높이 평가받는 좋은 머리란 '나만의 발상이 가능'하고 '조금 더 재미있는 아이디어를 떠올리는 능력'이 아닐까 생각한다.

60대가 된 나의 장래 희망은 '재미있게 이야기하는 시니어'다. 남들과 확연히 다른 아이디어를 생각해 내고 익살

맞게 이야기를 잘할 수 있길 소망하며 매일매일 노력하고 있다. 물론 TPO[시간(Time), 장소(Place), 상황(Occasion) : 의복을 경우에 알맞게 착용하는 것]는 분별하며 제멋대로 행동하지도 않지만, **상식에 매이지 않고 자유로운 발상을 즐길 수 있는 것이 시니어 세대의 특권**이라 생각한다.

이처럼 진정한 의미에서의 좋은 머리는 학력이나 직위와 관계없다. 오히려 '나는 이미 충분한 지위를 가졌어'라며 안심해 버리면 말 그대로 사고 정지 상태에 빠져서 신선하고 생생한 발상을 하기 힘들어질 것이다.

일테면 학자의 능력은 본래 '어떤 지위에 올랐는가'가 아니라 '얼마나 재미있는 논문을 현역으로 계속 쓰고 있는가', '논문의 내용이 세상에 얼마나 영향을 미치고 있는가'로 판단되는 것이다.

즉, '**재미있고 참신한 연구 성과를 제시하여 얼마나 세상을 깜짝 놀라게 할 수 있는가**'가 중요한 것이다.

그런데 대학교수는, 교수가 될 때까지는 필사적으로 공부를 했겠지만, 한번 그 직위를 얻으면 마치 임무 완수란

듯이 멈춰서 더는 공부하지 않는 경향이 짙은 것 같다. 나는 직업상, 도쿄대 교수라는 사람들이 교수 취임 후 노력에 태만하다가 결국은 시들어 버리는 케이스를 많이 봤는데, 이건 무척 유감스러운 일이라고 생각한다.

반대로, "저 사람 말야, 옛날에는 좀 별 볼 일 없는 사람이었는데, 얼마 전에 얘기를 나눠 보니까 엄청나게 재미있는 사람이 됐더라고!"라며 화제가 되는 사람이야말로 진짜로 머리 좋은 사람이다. 멈추지 않고 지속적으로 진화했기 때문이다.

재미와 독창성은 일상에서 약간의 습관과 훈련을 통해 터득할 수 있으며, 이 책에서도 그 방법을 많이 소개한다.

덴츠헬스케어팀(광고대행사인 덴츠의 네트워크 데이터를 기반해서 헬스케어 서비스 제공)이 2023년에 실시한 조사에 따르면 '행복도'는 남녀 모두에서 60대가 가장 높다고 나타났다. ※

60대라는 시기는 행복감이 가득한 인생 최고의 시기다. 정신적인 여유를 가질 수 있으면 생각의 유연성도 크게 향상되고 발상도 풍부해진다. 그러니 나이가 든 게 약점이라고 생각한다면 그만큼 아까운 것도 없지 않을까. '이 나이의 나만이 떠올릴 수 있는 생각이 있고말고'라 끄덕이며 자신감을 크게 갖자.

그리고 만약 지금 당신이 '내 인생은 지극히 평범했어서 특별히 재미라고 할만한 게 없는데'라고 생각할지 모르지만, 절대로 그렇지 않다. 다른 사람 입장에서 보면, 당신의 인생은 당신만이 만들 수 있는 유일한 이야기이고 훌륭한 드라마다. 그러므로 **자신이 걸어온 여정과 쌓아 온 경험을 자랑스럽게 여겨야 한다.** 여기에 추가로, 나만의 개성과 독자성을 찾아 표현하기 위한 약간의 요령을 익히면 된다.

'저 사람이 하는 말은 참 재미있어!'라고 여겨지는 멋진 시니어를 목표로 뚜벅뚜벅 걸어가자.

※제17회 웰니스 1만 명 조사(2023년 6월 9일~12일까지 4일 동안 전국 20~60대 남녀 총 1만 명을 대상으로 인터넷을 통해 실시)

고령이 되고 나서 인생의 전성기를 맞이한 사람들

60세라 하면 얼마 전까지만 해도 정년퇴직할 나이로 정해져서 그런지 '최전선에서 물러날 나이'라는 생각을 하는 사람이 많은 것 같다. 그러나 지금까지 말했듯이, 시니어는 여전히 그 안에 많은 가능성을 품고 있다. 과거 젊었을 때는 화려한 학력이나 지위가 없었지만 70대, 80대, 때로는 90대에도 눈부시게 활약하고 세상에 큰 영향을 준 사람이 많다.

그러므로 중요한 점은 '내일은 오늘의 나를 넘어서자'는 생각으로 꾸준히 앞으로 나아가는 것이다.

그런 사람은 '지금보다 똑똑해지자'고 결정하면 나이가 몇 살이든 상관없이 지적 능력을 키울 수 있고 한계를 돌파해 나가는 것 또한 가능하다.

여기서, 나이를 먹고 나서 인생의 전성기를 맞이한 인물들을 소개하겠다.

2024년 4월에 일본항공(JAL)의 초대 여성 사장이 된 돗토리 미츠코(鳥取三津子)는 젊은 날 객실 승무원으로 일본항공에 입사했던 사람으로, 첫 여성 CEO라는 타이틀과 승무원 출신이 사장으로 취임한 첫 케이스라는 점에서 일본항공 역사상 최초의 인물이다.

그녀는 나가사키(長崎)현의 갓스이(活水)여자전문대학 영문과 출신으로 결코 고학력자가 아니었다. 이 책을 쓰고 있는 2024년 현재 그녀의 나이는 59세인데, 첫 사회인이 되고 이후 40여 년간 자신을 꾸준히 갈고 닦아 경영자로서의 철학과 기술을 키워왔을 것이다.

한편, 역사상 인물을 말하자면, **처음으로 일본 지도를 만든 이노 타다타카(伊能忠敬) (1745년~1818년)도 늦게 꽃을 피운 인물로 유명**하다.

당시는 '인생 50년'이라 불리던 시대였는데, 타다타카는 무려 50세라는 고령의 나이에 천문학에 입문해 측량·천문 관측을 본격적으로 배우기 시작했다. 그 후, 56세부터 71

세가 될 때까지 17년에 걸쳐 일본 전국을 돌며 측량에 매진했으며, 73세에 사망하자 그의 뜻을 이은 제자들이 《대일본연해여지전도(大日本沿海輿地全圖)》를 완성했다.

날이 갈수록 허약해지는 다리로 그 긴 세월 동안 일본 전역을 걸어 다녔으니 얼마나 노고가 컸겠는가. 나이를 탓하지 않던 타다타카의 강인한 정신력과 왕성한 활동력이 오늘날 지도 제작의 초석이 되었다고 생각하면 누구나 감탄하지 않을 수 없다.

이 밖에도 **인생 종반기에 절정을 맞이한 사람이 많다. 역사 속 많은 위인이 사실 대기만성형이었던 것이다.**

살다 보면 인생에서 형세 역전의 계기는 얼마든지 있다. 그러니 '이 나이에 무슨'이라거나 '나한텐 학력이고 뭐고 아무것도 없는데', '뭐 하나 잘하는 게 없어서'라며 자신의 한계를 단정 짓지 말자. 정말이지 너무나 아깝다.

지금까지 살아온 세월과 인생 경험을 무기로, 꽃 피울 때를 믿자.

포기하지만 않으면 사람은 나이가 몇 살이든 계속해서 발전할 수 있고 평생 머리를 좋게 유지할 수 있다.

인생의 클라이맥스는 시니어가 된 뒤에 오는 편이 훨씬 즐겁다

이번에는 해외 사례도 살펴보자.

첫 번째 인물은 맥도널드의 프랜차이즈 사업을 시작한 레이 크록(Ray Kroc)(1902년~1984년)이다. 크록은 15세 때 고등학교를 중퇴한 후 종이컵 세일즈맨, 부동산업 등 다양한 직업을 거쳤다. 맥도널드 형제가 운영하는 작은 햄버거 가게에서 성장 가능성을 알아본 크록이 '반드시 이 프랜차이즈 사업은 성공시키겠다'고 결의를 다진 때가 52세다. 일반적으로 보자면 상당히 늦게 시작한 슬로 스타터였다.

프랜차이즈 사업 성공을 확신한 크록이었지만 그 과정은 역경 그 자체였다. 맥도널드 형제와의 배신 논란, 많은 빚과 자금난 등 수많은 시련을 극복하고 무사히 맥도널드 주식 공개를 성공하였을 때가 그의 나이 벌써 63세였다. 사업에 뛰어든 지 그야말로 10여 년이 넘게 걸린 길고 긴 여정이었다.

게다가 크록은 야구도 무척 좋아해서 그가 72세 때에는 메이저리그의 샌디에이고 파드리스의 구단주가 되는 등 고령이 되어도 활약의 폭을 좁히지 않았다.

그가 남긴 '**신념과 지속만이 전능하다**'라는 명연은 내가 이 책을 읽고 있는 독자 여러분에게 그대로 전하고 싶은 말이기도 하다.

만약 지금까지 만족스러운 학력이나 직위를 갖지 못했어도, 정신 차리고 보니 어느새 이만큼이나 나이를 먹었어도 이 모두는 어떠한 핸디캡도 되지 않는다. 인생을 바꾸는 데 필요한 것은 나 자신을 끊임없이 움직이게 하는 열정 그리고 '나라면 할 수 있다'는 확신이다.

신념을 갖고 그에 맞는 적절한 노력을 지속하면 반드시 상황은 바뀐다.

패스트푸드 쪽에서 조금 더 살펴보면, 켄터키 프라이드

치킨(KFC)의 창업자인 커넬 샌더스(1890~1980년)도 만년의 사업 성공자로 유명하다.

6세 때 아버지를 잃은 샌더스는 어린 나이에 남동생과 여동생을 돌봐야 했고 초등학생 때는 학교에 다니면서 일도 시작했다.

14세 때에는 의붓아버지와 심한 갈등을 겪었으며, 중학교를 그만두고 가출을 하는 등 어린 시절부터 파란만장한 인생을 보냈다고 말할 수 있다.

샌더스는 그의 일생을 통해 무려 40가지 이상의 직업을 경험했다고 한다. 일하는 걸 정말 좋아하고 노력파이긴 했으나 일머리가 좋다고 할 순 없었고 운도 따르지 않았다.

30대 때 가스램프 제조 회사를 세운 직후 전기램프가 등장해 빠르게 보급되면서 사업이 좌절되었고 그 뒤 타이어 영업에 뛰어들어 판매왕도 됐지만, 자동차 사고로 크게 다쳐 그 일을 그만둘 수밖에 없었다. 더욱이 그 이후 새로 시작한 주유소 사업이 대공황의 여파에 도산하는 등 수많은 역경을 겪었다.

그뿐만이 아니다. 42세 때 프라이드치킨 판매를 시작한 후에도 레스토랑이 화재로 전소되는 등 비극적인 상황들은 끊이지 않았다.

온갖 고난을 겪는 가운데 가까스로 궤도에 올려놓은 국도변의 식당도 얼마 뒤 근처에 고속도로가 생기는 바람에 한순간에 고객이 줄고 말았다.

흐르는 눈물을 머금고 이제 가게를 포기하기로 결심했을 때가 그의 나이 65세였다.

65세라는 나이는 당시로써는 상당한 고령이다. **노인이라 불릴 나이에 꿈도, 재산도 잃어 무일푼의 처지였던 샌더스였지만 '반드시 내가 만든 치킨으로 많은 사람을 행복하게 하겠다'는 다짐만큼은 절대 무너지지 않았다.**

중고차에 치킨 조리용 압력솥과 비법 양념을 싣고 가족과 차에서 먹고 자면서 샌더스는 미국 전역의 레스토랑을 돌며 자신만의 치킨을 선보였다. 대부분은 눈길도 주지 않던 중 드디어 첫 계약을 체결할 수 있었는데, 그야말로

1010번째의 영업에서였다고 한다.

그것을 시작으로 켄터키 프라이드치킨은 8년 만에 무려 600개의 매장으로 확대되었다.

샌더스는 74세에 일선에서 물러났지만, 자신의 레시피가 잘 지켜지는지를 체크하기 위해 세계 각지의 매장들을 방문하는 등 열정적으로 활동하였다. 여담인데, 레시피대로 충실하게 조리하고 있는 일본의 매장을 둘러본 샌더스는 꽤 만족했다고 한다.

이처럼 간략하게 살펴봤을 뿐인데도 샌더스의 인생이 활짝 피기까지 얼마나 길고 험난했을지 충분히 전해졌을 것이다. 몇 번이나 겪은 고통과 시련에 그가 좌절하고 포기했다면 세계인에게 그토록 사랑받고 있는 켄터키 프라이드치킨이 탄생하지 못했을 것이다.

샌더슨의 원동력이던 불굴의 정신은 고령이 되어 역경에 처했을 때조차도 쇠퇴하지 않았다. 오히려 나는 **그가 나이를 먹을수록 '이대로 끝낼성싶으냐'라며 주먹을 불끈 쥐고 더욱 뜨겁게 영혼을 불태웠다고** 생각한다.

지금까지 소개한 사람들처럼 **인생의 클라이맥스는 늦은 시기에 오는 경우가** 훨씬 흥미진진하고 재미가 있다고 생각이 든다. 우여곡절을 거쳐 드디어 거머쥔 성공은 말 그대로 무척 소중하며, 실제로 '나이가 몇 살이든 사람은 빛날 수 있다'며 성공을 증명하는 일화는 다음 세대를 응원하는 강력한 희망이 된다.

나이가 들면서 쇠퇴해 가는 건 분명히 있다. 그러나 나이를 먹는다는 말은 경험과 지혜를 쌓았다는 말과 같다. **긴 인생에 걸쳐 축적해 온 경험은 젊은이들이 결코 범접할 수 없는 시니어만의 재산**이다.

또한 수많은 어려움을 극복하며 갖게 된 강인한 정신 또한 시니어의 큰 무기라 할 수 있지 않을까. 인생 경험이 부족한 사람은 약간의 물결에도 당황해 쩔쩔매거나 휩쓸려 같이 떠다니기도 한다.

반면, 지금까지 수많은 산과 계곡, 험한 파도를 겪은 시니어는 여간해선 흔들리지 않는 강인함이 이미 장착되어 있다. 문제가 발생해도 '어떻게든 된다', '이 정도로 큰일 나진 않는다'라며 침착하게 행동할 수 있는 것이다.

이처럼 우리는 어떤 상황에서도 **흔들리지 않는 강인함을 가진 사람에게 지성을 느끼고, 포기하지 않고 몇 번이라도 계속 도전하는 것으로 인생을 개척할 수 있다**는 점을 깨닫는다.

'이 나이가 됐으니 아무것도 못해'라는 생각에서 '이 나이가 됐으니 드디어 할 수 있는 게 있어'라는 생각으로 바로 지금부터 전환하자. 인생의 가능성은 거기서부터 크게 펼쳐진다.

스스로 행복할 수 있는 것이야말로 진짜 똑똑함

'좋은 머리'의 의미를 사회적 지위나 학력, 직함, 연봉 등과 묶어 버리면 대부분 사람에게는 머리를 좋게 유지하는 것이 무척 힘들어지고 인생도 갑갑해질 것이다.

오히려 그런 게 없더라도 일테면 내가 가진 독창적인 아이디어 덕분에 엄청나게 돈 많은 부자가 "부디 당신의 이야기를 들려주십시오"라며 찾아올 만한 사람이 되는 쪽이 훨씬 극적이고 재미있으며 풍요로운 인생이 될 것 같다.

조직을 떠나 한 사람의 개인으로 살아가게 되었을 때 중요한 것은 그가 사람으로서 얼마나 깊이와 재미를 가진 사람인가, 얼마나 매력적인가 하는 부분이며 바로 거기에서 그 사람의 좋은 머리가 드러난다.

따라서 '나는 그런 사람이 될 거야'라며 꾸준히 노력하는 것은 곧, 자신의 진화를 죽을 때까지 믿는다는 뜻이다.

여기에는 '이 나이에 무슨, 난 이미 늙었다고', '어차피 내겐 무리야' 같은 소극적인 생각은 일절 존재하지 않는다.

나는 **똑똑한 사람이란 '나도 하면 해낼 수 있어'라는 희망과 자신감을 품고 있는 사람**이라고 생각한다. 실제로 학생들을 살펴봐도 성적이 좋은 학생일수록 '결과가 좋지 않으면 어떡하지' 같은 부정적인 사고에 사로잡히지 않고 '분명 내 노력은 헛되지 않을 거야'라는 긍정적인 자세로 공부에 전념한다.

내가 존경하는 사람은 예외 없이 모두 자신을 굳게 믿는 사람이다.

지금의 나만이 할 수 있는 일이 있다고 믿고 순수하게 노력할 수 있는 사람은 머리와 마음, 몸과 외모가 점점 젊어질뿐 아니라 곤란과 역경도 극복하고 밝은 미래를 앞당길 수 있다.

내 이야기를 해 보자면, 젊었을 땐 분위기를 잘 읽지 못하거나 상대방 얼굴을 제대로 바라보지 못했는데, 정신과 의사로 몇십 년이나 일하면서 차차 이야기도 잘하게 되었고 커뮤니케이션 스킬도 높아졌다고 자부한다.

이처럼 <mark>적절한 노력을 지속하면 사람은 반드시 변화할 수 있다.</mark>

그리고 이 책이 '머리가 좋아지는' 것을 목표로 한 책이지만, <mark>'머리가 좋아진다'라는 것은 어디까지나 '조금 더 행복한 인생을 살기 위한' 수단이자 과정이라는 점</mark>도 밝혀 두고 싶다.

일테면 '도쿄대학에 합격하지 않으면 인생은 끝이다'라고 생각하고 도쿄대에 들어가는 것을 인생 최종 목표로 삼고 있는 수험생이 있다면 나는 '그 대학에 들어가서 무엇을 하고 싶은지 제대로 생각해 보라'고 조언한다.

도쿄대는 어디까지나 보다 좋은 인생을 살기 위한 것들 중 하나의 통과점에 불과하다. 따라서 합격에 만족하는 순간 그 학생의 성장은 거기서 딱 멈춘다.

'꼴찌로 문 닫고 들어가도 좋으니 가이세이(開成)중학교 (입학하기 어렵다는 일본 사립 중학교 중 하나, 이들 중학교에 합격하면 대입까지 성공한다는 인식)에 합격하고 싶다'고 바라는 학생은 그 중학교에 들어간 시점이 곧 최종 목표 달성이므로 이에 만족하다 결국 꼴찌로 졸업하고 끝내는 케이스도 있다. 그럴 바에는 차라리 가이세이(開成)보다 편차치가 다소 낮은 사립 중학교에 들어가 상위권에 있는 편이 도쿄대에 합격할 확률이 높지 않을까.

또한 가이세이중학교에 떨어져도, 도쿄대에 불합격해도, 그 이후의 인생에서 얼마든지 만회의 기회가 있다. 다시 말하지만, 입시는 하나의 통과점에 지나지 않기 때문이다. 재수한다는 선택지도 있고 다른 학교에 가서 학업에 전념해 또 다른 길을 도모한다는 선택지도 있다. 취직을 해서도, 물론 더 훗날에도 과거의 불합격을 설욕할 기회는 얼마든지 있다.

이해하기 쉽게 입시를 예로 들었지만, 그 이치는 시니어 세대에게도 동일하다. **우리 인생의 목표는 행복해지는 것이**

고 대부분의 실패는 의외로 별것 아닌 경우가 많다. 인생을 포기하지만 않으면 사람은 얼마든지 변할 수 있다.

나는 '좋은 머리'라는 것은 궁극적으로 자기 자신을 행복하게 만들 수 있는 능력이라고 생각한다.

이 세상을 둘러보면 부정적인 감정을 느끼게 하는 요소들이 빽빽하게 들어차 있다. 그러니 손에 잡히지 않는 것에 대해 한탄하거나 늙음과 죽음을 불안하게 생각하는 것도 무리는 아니다. 그럼에도 마이너스적인 감정을 얼마나 잘 컨트롤하고 활기차고 명랑한 마음으로 일상을 살 수 있는가, 행복한 내일이 온다고 믿을 수 있는가 하는 부분에서 그 사람의 지성이 드러난다고 생각한다.

주변에서 보기에 똑똑한 사람이 되는 것도 물론 중요한 일이고 지성을 칭찬받아서 기분 나빠할 사람도 거의 없을 것이다. 따라서 이 책에 적힌 것을 실천하면 "저 사람 머리 참 좋네"라는 말을 들을 수 있을 것이다.

이제야 비로소 이런저런 규칙에서 해방되어 자유롭게

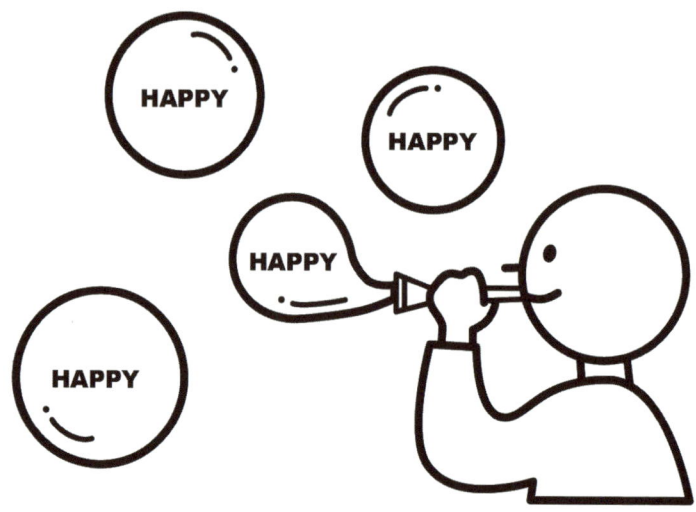

나 스스로 행복을 만드는 것이야말로 궁극의 지혜

살 수 있게 된 지금, 다른 사람에게 어떻게 비칠까 과도하게 신경 쓰기보다 어떻게 하면 내가 즐겁고 마음 편하게 살 수 있을까를 생각하고 그렇게 살고자 하는 것이 훨씬 긍정적이고 멋진 인생이 아닐까?

다른 사람이나 환경에 의존하지 않고 내 행복은 나 스스로 만들 수 있다. 이것이야말로 궁극의 지혜라고 생각한다.

CHAPTER

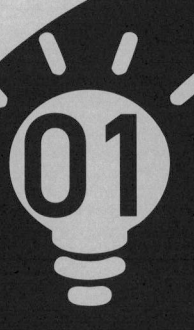

작은 습관으로 뇌는 점점 젊어진다

젊었을 때보다
뇌의 기능을 향상하는 것은
충분히 가능하다

의외일지도 모르지만, 앞에서 말한 것처럼 **뇌는 나이가 들어도 단련할 수 있다.**

지금까지 뇌는 나이가 들수록 쇠약해지니 어쩔 수 없다며 포기했던 사람도 많을 것이다.

실제로 전문가들 사이에서도 20세기까지는 이렇게들 생각했다. 뇌의 신경세포는 성인이 된 다음부터는 점점 줄어들 뿐 늘어나는 일은 없다고 믿었던 것이다. 그래서 필연적으로 나이가 들수록 기억력도 떨어지기 마련이라고 말이다.

그러던 2000년, 런던대학의 인지신경학 연구자인 엘리

너 맥과이어(Eleanor Anne Maguire) 박사가 당시의 상식을 뒤집고 '뇌의 신경세포는 어른이 되어도 늘어날 수 있다'고 보고했다.

이 연구는 맥과이어 박사가 런던 시내 중심가를 주행하는 택시 기사들의 뛰어난 기억력에 대한 호기심이 발단이었다.

경력이 오래된 베테랑 기사들은 런던의 복잡한 도로와 골목길을 상세하게 기억했고 시간대에 따라 바뀌는 교통 혼잡도까지 고려하면서 매번 최적의 경로를 달렸다.

이 경이로운 기억력에 관심을 가진 맥과이어 박사는 택시 기사와 일반인들과의 뇌 비교연구를 한 결과, 택시 기사들의 뇌 속 '해마(기억을 관장하는 부위)'가 일반인보다 크게 발달한 것을 발견했다. 특히 경력이 긴 택시 기사일수록 그 정도가 커서, 실제로 경력 30년이 넘은 택시 기사는 해마의 부피가 3%나 컸다.

베테랑 기사의 뇌 안에는 런던 시내의 도로 지도가 매우 상세하게 인풋되어 있다. 그들은 승객이 목적지를 말할 때마다 머릿속에 지도를 떠올리며, 그중에서 최고의 경로를 찾는다. 이처럼 '정보를 기억하고, 그것을 다시 꺼낸다'는 작업을 오랫동안 해 온 결과, 그들의 해마 속 신경세포는 증가했으며 크게 발달했다는 것이다.

이와 같이 **뇌는 어떻게 훈련하는가에 따라 나이와 관계없이 발달할 수 있고, 베테랑 택시 기사의 사례처럼 젊었을 때보다 기억의 용량도 키울 수도 있으며, 기능을 향상하는 것도 충분히 가능하다.**

육체의 근력처럼 기억력과 사고력도 사용하지 않으면 당연히 떨어진다. 그렇기에 더욱 '이제 나이가 나이인 만큼'이라며 마이너스적인 자기암시를 걸어가며 포기하지 말고, '아직 늦지 않았어. 지금부터라도 할 수 있지'라며 긍정적인 마음으로 뇌를 단련해 나가는 것이 중요하다. 그렇게 실천하면 결과는 자연히 따라올 테고, 그리될 수 있다는 희망은 일상생활에 활력도 가져다줄 것이다.

전두엽을 단련할수록 노화는 멈추고 머리는 좋아진다

지금부터 뇌를 똑똑하게 만들기 위한 기초 훈련으로, 주로 전두엽 기능 활성화에 효과적인 습관과 사고방식을 소개하겠다.

앞에서도 밝혔듯이 전두엽은 감정과 의욕, 창작 등을 담당하는 영역이다. 그렇기 때문에 전두엽이 위축되면 감정 조절이 잘 안 되는 감정 노화가 일어나며 의욕이 떨어져 소극적으로 된다. 새로운 발상이 떠오르지 않아 생각의 폭이 좁아지고 창의적인 일을 하기 어려워질 수도 있다.

이 말을 뒤집어 보면 더 쉽게 이해할 수 있는데, **전두엽을 단련하면 감정을 컨트롤할 수 있게 되고 항상 감정이 풍부하고 긍정적으로 지낼 수 있으며, 새로운 발상, 신선한 아**

이디어가 더 잘 떠오른다.

'사람은 감정부터 늙는다'는 말이 있듯이 인간의 노화는 전두엽부터 시작한다. 그렇기 때문에 의식적으로 감정을 풍부하게 표현해서 전두엽을 훈련하고 젊음도 유지하려 노력하면 머리와 몸, 외모의 노화도 늦출 수 있다.

또 생각의 유연성도 향상되기 때문에 적응력, 응용력도 높아지며 예상치 못했던 사태가 발생해도 당황하지 않고 냉정하게 대처할 수 있게 된다. 이것은 곧 사람으로서의 현명함과 마음 그릇의 크기로도 이어진다.

인간은 진화 과정에서 전두엽을 발달시켜 왔기 때문에 동물 중에서 강자의 위치에 설 수 있었다. 전두엽은 직접적으로 생존과는 관계없는 영역이라 여겨지기 쉬우나 진화를 위해서는 빠뜨릴 수 없는 부위임은 틀림없다. 왜냐면 이 영역은 변화에 대한 대응을 담당하는, 이른바 **인간다움의 원천이기 때문**이다. 이왕지사 인간으로 태어나 전두엽의 엄청난 혜택을 받고 사는 만큼 이것을 사용하지 않는다면 아끼다 똥 되는 격이 되어 버린다.

전두엽이 좋아하는 것은 새로운 자극과 기존에 없던 것을 창조하려는 사고(思考)이다. 기존의 틀, 하던 대로 하던 루틴을 깨뜨리려 할 때야말로 전두엽은 힘차게 움직이고 활성화가 된다.

그런데 안타깝게도 아이가 어릴 때부터 어른이 된 다음까지도 전두엽을 단련할 기회를 갖기 어려운 게 현실이다. 학교 선생이나 회사의 상사가 내린 지시를 순종적으로 받아들이고 하라는 대로 따르는 자세가 바람직하다는 풍조가 만연한 나라이기 때문이다.

이러한 전례 답습 주의를 지속하는 한, 전두엽의 기능을 높이는 건 매우 어렵지 않을까. 하라는 대로 이행하는 삶의 방식에서 뇌는 매너리즘에 빠지고 점점 위축이 된다.

머리를 좋게 만들고 싶다면 한쪽만 바라보는 삶의 방식을 버려야 한다. 전두엽은 자유롭고 활기찬 삶, 풍부한 감성과 어느 것에도 구애되지 않는 사고가 바탕이 되어야 비로소 자유롭게 해방되기 때문이다.

새로운 가게, 새로운 취미… 전두엽은 '새로운 경험'을 가장 좋아한다

익숙한 가게, 익숙한 거리, 익숙한 상품…… 그런 존재는 걱정을 덜어 주고 기분도 안정되게 해준다.

그러나 **머리를 좋게 만들고 싶다면 부디 익숙하고 친밀했던 세계에서 뛰쳐나와 새로운 경험을 일상에 받아들이는 자세가 중요하다는 점을 기억하자.** 친밀함이 느껴지는 환경은 어쨌든 안도감을 주니 그건 그것대로 소중하게 여기면 되겠지만, 자칫 전두엽에까지 편안함을 주는 것이라면 오히려 자기 발등을 찍는 꼴이 된다.

우리 인간은 의도하지 않아도 자신도 모르게 편안함 쪽으로 기우는 존재다. 그렇다 해서 네 맘이 곧 내 맘인 사람만 만나거나 안심할 수 있는 환경에만 있길 원하면 유연성과 응용력은 굳어지고 창조성도 시들어 버린다.

자신이 쉽게 예측할 수 있는 환경에서만 산다면 새로운 자극을 받을 수 없게 된 뇌는 점점 쇠약해지는 것이다.

그렇다면 어떻게 해야 할 것인가. 예를 들면 평소 다니던 길이 아닌 다른 길로 가 보고 이때까지 듣던 음악이 아닌 다른 분야의 음악, 다른 장르의 책을 접해 보는 것이다. 정신없다며 손사래 치지 말고 젊은 사람들이 즐기는 문화도 접해 보자.

이렇게 하기만 해도 충분하다.

전두엽은 새로운 것에 반응하기 때문에 미지의 무언가에 접할 때마다 점점 뇌는 에너지를 충전한다.

새로운 것에 대한 도전은 때때로 불안도 동반할 것이다. 하지만 약간의 용기를 내어 첫걸음만 내디뎌 보자. 뇌가 젊어질 기회인 동시에 지금까지 몰랐던 나 자신과도 만날 수 있는 찬스다.

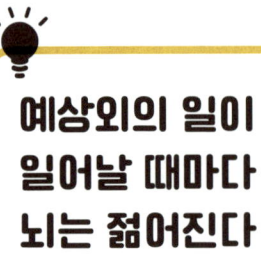

예상외의 일이 일어날 때마다 뇌는 젊어진다

인간은 길고 긴 진화의 과정에서 '없던 것을 시도하면서' 전두엽을 발달시켜 왔다.

다른 동물보다 몸집도 작고 자기 방어를 위한 강력한 무기도 뒤처지는 인간이 자연계에서 살아남고 세력을 확장하기 위해서는 지혜를 활용해서 생존 방법을 향상하게 시킬 필요가 있었을 것이다.

그러한 성질을 가진 전두엽은 '예상 밖의 일', '예측 불가능 일'이 일어날 때마다 그 진가를 발휘한다. 다시 말해, **예측하지 못했던 돌발 상황에 대처할 때 인간의 전두엽은 자극을 받고 단련되는 것이다.**

그러므로 변화와 해프닝을 두려워하지 말고 매일매일을 호기심 가득한 탐험가가 되어 모험하는 마음으로 지내자.

관심은 있었지만 정작 가 본 적은 없는 낯선 장소에 가 보거나, 읽어 본 적 없는 내용이 가득한 책에 도전해 보거나 말이다. 과감히 일어나 모험을 떠나자.

계속 한곳에 머무는 것은 이른바 '정신적인 은둔형 외톨이'다. 그러니 **일상 안에서 의도적으로 예상 밖의 해프닝을 늘려 나가자.** '내가 예상할 수 없는 것'은 자극적이고 마음에 흥분을 일으키는데, 이때 똑같이 뇌도 자극을 받는다.

변화는 귀찮은 일이고 안전한 곳에 머물고 싶은 것은 당연하다.

하지만 조용하고 편안하게 살길 바라고 고정된 루틴 안에서 머물기만 해서는 뇌가 젊어질 기회를 잡기 어렵다.

그러므로 **원치 않던 문제가 발생했을 때도 '오호라, 뇌가 활성화될 기회로구나' 하며 긍정적으로 받아들이자.** 당신이 돌발 상황에 성실하게 대처하려는 바로 그때 뇌는 두 손 번쩍 들며 크게 기뻐하고 있을 테니 말이다.

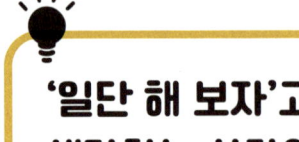

'일단 해 보자'고 생각하는 사람의 뇌는 잘 돌아간다

서두에서 좋은 머리를 만드는 한 요소로, 생각의 유연성을 갖는 게 중요하다고 이야기했다.

내 노년 의학의 경험에서 보면, 고집이 세고 단정적이며 어떤 일에 대해 매뉴얼 대로 진행하려는 사람에 비해 **사고가 유연하고 임기응변에 능한 사람이 일반적으로 치매에 잘 걸리지 않음**을 절실히 느낀다.

세상에는 '완고한 노인'이란 말이 있듯이, 나이가 들수록 생긴 경험치와 프라이드 때문에 어느새 고집이 세지고 무언가를 딱 결정하고 싶어지기도 할 것이다.

그러나 '절대로 이것만 옳다', '이것 말고는 인정하지 않겠다' 같은 옹고집은 뇌의 노화를 앞당길 뿐이다. 오히려 나이를 먹은 지금이야말로 세상 모든 것에 관심을 두고 한 발짝 다가가 보려는 솔직함과 넓은 포용력이 중요하다.

예를 들면, 컴퓨터로 자연스러운 대화를 즐길 수 있는 AI인 챗지피티(ChatGPT)를 '그런 건 올바른 게 아냐'라며 마다하지 말고 '지금은 할 수 없게 된 것을 최첨단 기술의 힘을 빌려서 할 수 있게 되면, 결국은 좋은 거네'라는 정도의 유연함과 호기심을 갖고 시도해 보자. 그런 자세로 대하면, 알아듣기 난해했던 글을 이해하기 쉽게 알려 주기도 하고 때로는 고민되는 상황에 도움이 되는 그런 대답을 해주기도 해서 마치 어둠 속에서 등불을 얻은 듯한 경험을 할 수 있다.

==무엇을 하든지 이처럼 가벼운 자세로 대하면 뇌는 기뻐하며 풀가동(full稼動)할 뿐 아니라 인생에서의 선택지도, 그 폭도 넓어진다.==
==강한 호기심과 '일단은 뭐든 해 보자'라는 유연함은 뇌의 노화를 늦추며 일의 성공 확률도 높여 준다.== 어쨌든, 무엇이든지 일단은 도전해 보려는 부담 없는 태도가 중요하다고 생각한다.

세븐&아이홀딩스의 전 회장이고 '편의점의 아버지'라 불리는 스즈키 도시후미(鈴木敏文)는 '무슨 일이든 해 보지 않으면 모른다'라는 좌우명으로 경영 활동을 했다.

일반적으로 어묵탕 제품은 가을과 겨울에 팔리는 상품이라는 이미지가 강하다. 그런 상황에서 스즈키 도시후미는 '해 보지 않으면 모른다'라며 더운 여름에 어묵탕 매출에 대한 검증을 한 결과 여름에도 기온(실온) 25℃ 이하의 날이면 사람들은 '쌀쌀하다'라 느끼기 때문에 어묵탕이 꽤 팔리는 걸 알았다고 한다. ※

그는 여기서 더 나아가 '콘돔을 진열대 위에 두었을 때와 아래쪽에 두었을 때의 판매량이 변할 수 있지 않을까'라는 생각이 들자 모든 점포에서 실제로 실험을 했다고 한다. 그 결과 콘돔은 진열대의 낮은 위치에 있어야 더 팔린다는 걸 알아냈다.

그의 이러한 행동력과 실험적인 사고야말로 현재에도 세븐&아이홀딩스가 편의점 업계에서 정상의 위치를 차지하는 이유라고 말할 수 있을 것이다.

도요타도 마찬가지다. 이 회사의 공장에서는 '카이젠'('개선'의 일본말로, 도요타는 카이젠을 통해 사내 프로세스를 개선함으로써 낭비와 중복을 제거하는 것을 목표한다)을 모토로, 일테면 '이 작업대를 3센티로 높이면 작업 효율이 향상되지 않을까?'라는 가설에 근거한 검증이 매일같이 이루어지고 있다.

도요타에도 **무슨 일이든 해 보지 않으면 모른다**는 기업 문화가 있는 것이다. 이 역시 도요타가 세계에서 지속적으로 활약할 수 있는 강력한 이유 중 하나라고 할 수 있다.

인생은 매일이 실험이다. 처음부터 결과를 알면 재미가 생길리 없다. 어떻게 될지 모르기 때문에 인생은 드라마라 하는 게 아닐까. 그러니 그게 무엇이든 일단은 해 본다는 정신으로 뇌와 마음을 젊게 유지했으면 하는 바람이다.

※《데이터사이언스를 뛰어넘는 사업술, 스즈키 도시후미의 통계심리학. 리커버판》가쓰미 아키라(勝見明)/ 프레지던트사 참고

스스로 자신을 격려할 수 있는 사람은 뇌도 마음도 건강하다

앞에서 말한 '문제 상황을 즐긴다'와도 통하는 말인데, **사물을 긍정적으로 바라보면 뇌가 젊어지고 똑똑해진다.**

전두엽은 '쾌감 체험'을 좋아한다. 이는 전두엽의 특징 중 하나인데, 신나고 즐거운 기분으로 지낼수록 뇌는 활발하게 움직이고 머리가 좋아진다.

반대로 말하면, 소극적으로 되고 부정적인 생각에 사로잡혀 마치 구부정하게 숙인 것처럼 인생을 보낼수록 뇌의 기능은 떨어진다. 실수나 문제 상황을 언제까지고 끌어안고서 걱정과 불안, 후회가 가득한 마이너스적 사고를 지닌 채 살면 전두엽은 녹이 슬고 쇠퇴한다.

일단 부정적인 감정에 사로잡히면 사람은 자신의 부족

한 부분에만 더 몰두하게 되고 결핍감으로 더 가득 차게 된다.

따라서 이럴 때는 '관점을 바꿔서 생각해 본다'를 기억하자. **지금이 어떤 상황이든 당신은 이미 많은 보물을 갖고 있으며, 지금부터 할 수 있는 것 또한 많이 있다.** 그러므로 될 수 있으면 사물의 밝은 면을 바라보고 낙천적으로 살면 좋겠다.

일테면 어떤 새로운 것에 도전했는데 바라지 않던 결과로 끝났다고 하자. 그럴 때는 실패한 자신을 책망하지 말고 '어쨌든 새로운 발걸음을 내디딘 거잖아, 나 참 대단한 걸?'이라며 자기 자신을 칭찬하고 기분을 북돋아 주자.

이처럼 **'나 자신을 격려한다'는 습관을 갖고 있는 사람은 뇌와 멘탈에 이상적인 환경을 조성할 수 있으며, 의욕적으로 몰두할 수 있으므로 결과적으로 여러 일이 쉽게 잘 풀린다.**

사회심리학 실험을 통해 **의심이 많은 사람일수록 의외로 속이기 쉽다**는 사실이 밝혀졌다. 마이너스적 사고를 지닌 사람은 기본적으로 '다른 사람은 모두 악'이라는 사고방식을 지녔기 때문에 정작 누가 사기꾼인지 파악하지 못하기 때문이다.

반면에 평소 세상을 낙천적으로 바라보며 '세상은 살기 좋고 사람들은 친절해'라고 생각하는 사람은 어딘지 수상한 구석이 있는 인물을 만나면 오히려 위화감을 쉽사리 느껴서 사기 피해를 잘 당하지 않는다고 한다.

이처럼, 수동적인 생각에 사로잡히면 통찰력과 관찰력도 떨어지는 폐해도 있는 것이다.

나는 **인생의 다양한 시련이 찾아오기 쉬운 고령자야말로 철저하게 낙천주의를 견지해야 한다**고 생각한다. 사물의 한쪽 면밖에 못 보는 '편협한 관점'은 쉽게 우울증으로도 연결되기 때문에 다양한 관점에서 사물을 바라볼 수 있는 '유연한 사고'를 염두에 두면 좋겠다.

모쪼록 빛이 비치는 방향으로 눈을 돌려 사물의 밝은 면을 바라보자. **'나한테는 이것도 있고, 저것도 있다'라고 덧셈 사고를 할 수 있는 행복 찾기 달인은 뇌와 마음이 모두 눈에 띄게 건강해질 것이다.**

'이게 정말일까?'라고 의심해 보는 것은 뇌 트레이닝이 된다

앞에서, 전두엽의 활동을 촉진하는 것은 새로운 경험이라고 말했다.

상식이나 통념에 머물지 않고, 자유롭고 때로는 도전적인 사고는 전두엽에게 좋은 자양분이 되어 준다.

그러기 위해 평소에 할 수 있는 트레이닝을 한 가지 소개하겠다. 바로 **세상에서 일반적으로 그렇다고 말하는 것이나 당연하게 여겨지는 것 혹은 어떤 사람이 해 준 말은 일단은 의심해 보는 것**이다. 이는 '유연한 사고'와 일맥상통하는데, 다면적으로 바라보는 습관을 통해 뇌를 훈련하는 방법이다.

텔레비전에서 그랬다며 곧이곧대로 받아들이는 수동적인

자세는 뇌를 쇠약하게 만들 뿐이다.

나는 신종 코로나바이러스가 빠르게 확산하면서 일본 전역에 방역 수칙 준수를 위한 외출 자제가 내려졌던 시기에 '코로나를 지나치게 두려워하는 것은 위험하다'는 이견을 표명했다.

고령자가 장기간 집안에서만 생활하면 발과 다리의 근육이 빠르게 약해지고 기분도 울적해져서 결과적으로 심신 허약 상태를 불러일으키기 때문이다.

미디어라는 것은 자기들에게 유리한 부분만을 골라 클로즈업해서 내보내기 마련이다.

그러니 텔레비전에서 '코로나는 위험하니 외출 자제가 필수'라며 목소리를 높여도 그대로 받아들일 게 아니라 자기 스스로 다면적으로 생각해 봐야 한다.

물론 세상이 하는 말을 아무런 의심 없이 그대로 수용하면 편한 면도 있다. 그러나 그럴 때마다 뇌는 늙어갈 뿐이다. 하라는 대로 하는 예스맨이 될수록 참아야 하는 일만 늘어나니 인내력은 증진될지 모르지만 '뇌를 단련한다'는 관점에서라면 절대 긍정적이라고 말할 수 없다.

세상의 상식이란 것에 그리고 이에 따르라는 동조압력에 휩쓸리지 말고 '모두가 그렇다 하는데, 그게 정말 올바른 걸까?'라며 생각해 보는 것은 훌륭한 뇌 트레이닝이다.

조금은 오만해 보일지 모르지만, 세상 사람들이 당연하다 믿는 것에 대한 '트집 잡기'에 도전해 보자. '이런 관점도 가능하지 않을까?'라고 태클을 걸어 보는 거다.

텔레비전의 정보 프로그램이 아주 당연한 듯이 무언가를 주장하고 있으면 그것을 맹신할 게 아니라 우선은 의심해 보는 것이 전두엽 기능 활성화에 이상적이다.

그러다가 반론할 만한 생각이 떠오르면 이를 뒷받침할 데이터도 모아 보자.

지금은 스마트폰이나 컴퓨터로 누구든지 간단하게 관련 자료를 찾을 수 있고 진위도 파악할 수 있는 시대다. 자동 번역 프로그램을 이용하면 해외 논문까지 읽을 수 있다.

다양한 정보에 다가가서 다면적으로 사물을 보는 안목을 기르는 과정은 뇌에 자극을 준다.

단, 자신의 생각이 잘못된 걸 알았다면 깨끗이 인정하고 자신의 생각을 바꾸는 솔직함도 갖추자.

또한 반대 의견을 생각해 보거나 상대에게 반론하는 것으로 끝마칠 게 아니라 마치 한 세트처럼 '이걸 대신할 새로운 아이디어가 없을까?' 하며 해결책 생각과 제안까지도 실행해 보자. 반대를 위한 반대가 아니라 새로운 선택지를 찾아보고 제안해 보는 것은 뇌에도 인간관계에도 좋은 영향을 줄 것이다.

격물치지(格物致知)는 하나로 고정된 게 아니라 실은 다양한 길이 존재한다. 이런 부분을 이해하고 모든 가능성을 생각할 수 있는 사람은 계속해서 뇌의 젊음을 유지할 수 있을뿐더러 발상력도 키워 나갈 수 있다.

> **백인가 흑인가 단정 짓지 말고
> 회색도 받아들이는
> 유연함을 갖는다**

다면적(多面的)으로 사물을 바라본다는 것은 무척 중요하다.

앞에서도 말했는데, 전두엽이 늙지 않게 하려면 '백흑사고(白黑思考)', '1이 아니면 100이라는 양극단 사고'를 주의해야 한다.

사고의 유연성 없이 사물을 '백(白)인가, 흑(黑)인가'로밖에 판단하지 않는 이분법적 사고에 빠지는 건 유감스럽게도 전두엽이 제대로 가동되지 않는 사람의 전형적인 패턴이다.

예를 들면, 우리가 중고등학교 학생이었을 때, 학교에서 역사 공부를 할 때도 '이 학설만이 옳다'처럼 하나의 정답만을 배웠다.

공부의 본질이라며 오직 하나의 정답을 찾도록 요구되었던 것이다. 그런 편이 교육 현장에서 학력을 측정하고 비교하기에 편하다는 배경도 있을 것이다. 그런데 그 가치관을 이참에 한번 깊이 생각해 보면 좋겠다.

지식에 얽매인 사람일수록 정답은 하나밖에 없다고 생각한다. 그러나 역사적 사실이든 우리가 직면하고 있는 현실적인 문제든 간에 '어느 쪽이 옳은지 과연 누가 알겠어?' 할 만한 것이 대부분이다.

가치관이란 것은 시대와 함께 끊임없이 변화한다.
예를 들어 제170회 아쿠타가와상(일본의 소설가 아쿠타가와 류노스케의 업적을 기려 만든 문학상)을 수상한 구단 리에(九段理江)가 AI기술을 활용해 집필한 소설이 화제가 되었는데, 얼마 전까지만 해도 이런 일 자체를 생각조차 할 수 없었지 않았는가 말이다.
세상의 상식은 시시각각으로 변해 엊그제까지는 상상조차 못했던 일이 일어나고 있다.

그러니 '그런 학설도 있을 수 있지', '모두 다 맞는 말이 아닐까?'라는 관용적인 자세로 다양한 생각을 받아들이는 것이 중요하며 그런 사람은 지적인 인상을 준다.

뇌는 사고의 폭을 좁히지 않는 삶의 태도를 가장 좋아한다. 유연하게 생각할 수 있는 사람은 언제나 젊고 활기차게 지낼 수 있다. 게다가 다양한 가능성과 선택지를 마련하는 것은 마음을 안정시킨다.

젊은 사람이 '어느 쪽이든 상관없잖아?'라고 하면 왠지 제멋대로 구는 것 같고 설득력도 없어 보일 때도 많다. 그러나 10년이면 강산도 변한다는데, 인생 수십 년을 거치며 온갖 경험을 다 해 본 시니어가 이런 발언을 하면 '이렇게 깊은 생각이 있다니! 역시, 인생 경험이 풍부한 사람은 다르네'라고 여길 것이다. 이 또한 나이를 먹은 사람의 특권이다.

'좀 더 편한 방법은 없나?'라며 꾀돌이처럼 생각하면 머리는 풀회전한다

확실히 사람들은 억척스러움을 선호하는 것 같다. 어떤 목표를 세울 때 일부러 힘들고 어려운 쪽에 서는 걸 미덕이라 여기는 경향이 여전히 뿌리 깊게 남아 있는 것 같기 때문이다.

그런데 이러한 습관도 뇌를 단련하는 측면에서 보면 적합하지 않다고 본다.

나는 '입시 공부의 포인트는 원하는 학교에 합격하기 위한 공부를 얼마나 요령 있게 하는가에 있다'고 주장해 왔다. 입시라는 관문에서 가장 중요한 것은 꾸준하고 성실하게 공부하는 과정이 아니라 희망하는 학교에 합격하는 최종 결과이지 않은가.

물론 정석대로 공부하는 자세도 바람직하고 아름답겠으나 요령 없는 공부 방식을 고집했다가 원하는 결과를 얻지 못한다면 그 공부는 아무 의미도 없다.

목표 달성을 위해 가장 최적의 방법을 찾아야 한다는 이런 생각은 어떤 상황에도 적용할 수 있다. 우리는 '요령이 좋다'라는 표현을 그다지 호의적으로 받아들이진 않지만, **입시생뿐 아니라 회사에서도 일상생활에서도 거의 모든 면에서 언제나 요령 좋게 '보다 효율적인 방법'을 찾아보는 것은 매우 효과적**이다.

인생에서 쓸 수 있는 시간과 노력에는 한계가 있기 때문이다. 그러한 상황에서 최단 루트로 목적 달성을 위해 어떤 방법이 좋을지 생각하는 것은 그 자체로도 무척 중요할 뿐더러 '지금 하는 방식보다 더 좋은 방법이 있을 텐데?'라는 정신으로 계속 찾는 사람은 끊임없이 뇌를 활성화하는 것과 같다.

언제나 지금보다 좋은 방법을 찾으려 애쓰기 때문에 어떤 분야에서든 결과적으로 끈질기게 살아남을 수 있다.

==변화를 싫어하지 않고 언제나 해야 할 과제를 발견하려는 자세는 뇌도 마음도 건강하게 만든다.==

불굴의 정신만으로는 효율적인 결과를 낼 수 없다. 또 요령 있게 한다는 말이 결코 눈속임이나 회피의 의미도 아니다.

결과를 제대로 낸다면 그것이 바로 올바른 전략이다.

큰 꿈을 말할 수 있는 사람의 뇌는 늙지 않는다

흔히 '머리가 좋아진다'라 하면 남들은 몰랐던 것을 안다거나 방대한 지식을 얻는 그런 걸 생각하는 사람이 많은 것 같다. 특히 일본에는 '수치의 문화'(루스 베네딕트의 책 《국화와 칼》을 통해 이 표현이 널리 알려졌다)라는 게 있다고 할 정도이니 '이런 것도 모른다고 여겨지는 건 부끄럽다'는 의식을 갖는 사람도 적지 않을 것 같다.

그런데 알고 싶은 게 있으면 그 즉시 알아볼 수 있는 이 AI의 시대에 풍부한 지식을 갖는 것이 개인적으로 그렇게까지 큰 의미는 없다고 생각한다.

오히려 그보다는 주변 사람들이 하는 상상의 범주를 훨

씬 뛰어넘는 독특한 꿈이나 파격적인 아이디어를 이야기할 수 있는 쪽이 훨씬 더 사람으로서의 재미와 깊이가 있지 않나 싶다.

형식에 얽매이지 않는 발상이 가능하면 지적 모험의 성취로 나아갈 수 있다. 틀에 박히지 않는 자유로운 발상이 가능해야 그게 바로 진짜 지성이기 때문이다. 이러한 지성이 합쳐져 이야기가 재미있고 나만의 고유함이 있는 사람은 나이가 몇 살이 되어도 인기를 끈다.

이처럼 **뇌는 새로운 것을 좋아하기 때문에** 자유로운 발상으로 마음껏 꿈을 말할 때 전두엽은 물 만난 고기처럼 활발히 움직인다.

'부끄러움도 모르는 사람이라고 눈총받고 싶지 않아'. '비상식적인 인간이라 여겨지고 싶지 않아'라는 생각에 사로잡히지 말고 부디 지적인 모험을 맘껏 즐기길 바란다.

현재 상태에서 좀 부족하다 싶은 것, 이런 게 있으면 좋겠다 싶은 것을 발견해서 제안할 수 있는 사람은 언제까지나

뇌의 젊음을 유지할 수 있고, 특히 앞으로의 시대에서는 이런 능력이 더욱 빛을 발할 것이다.

여러분도 일상을 보내면서 시니어 세대이기에 느끼는 소비자로서의 니즈(needs)나 떠오르는 아이디어가 확실히 많을 것이다.

예를 들면 고령자 1인 전용 레스토랑이 있다면 맘 편하게 이용할 수 있을 텐데라거나, 계속 내 행동을 상세하게 기록해 주는 스마트워치가 있으면 물건을 어디에 뒀는지 까먹어도 금세 찾을 수 있을 텐데처럼 말이다.

차가 많이 다니는 도로의 횡단보도를 건너가는 건 좀 무서우니까 시니어를 태워서 목적지까지 데려다주는 드론이 있으면 좋겠네처럼, **끊임없이 과제나 니즈를 발견하고 그것을 위한 아이디어를 마음껏 떠올릴 수 있는 사람은 뇌와 마음의 젊음을 유지할 뿐 아니라 생활에도 활기가 넘친다.**

그뿐만 아니라 이만한 나이가 되고 나서야 알게 된 깨달음이 그대로 비즈니스로 이어져 지금까지 살았던 인생이

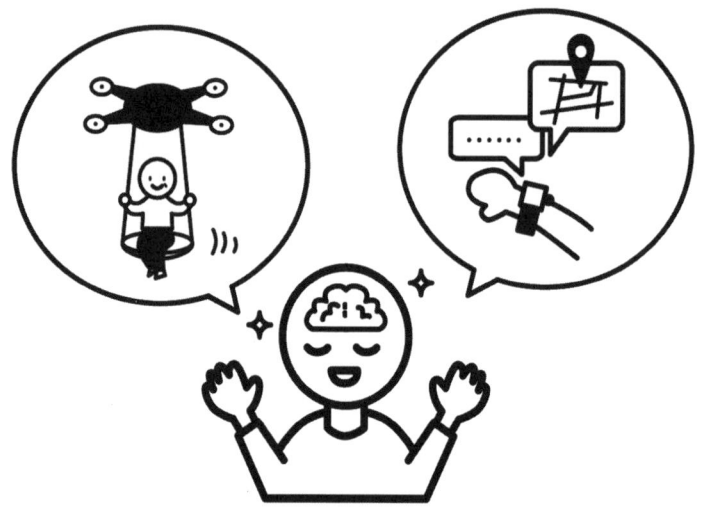

마음껏 꿈을 말할 수 있는 사람의 뇌는 노화하지 않는다

확 바뀔 가능성마저 있지 않겠는가.

바로 TV 애니메이션 〈도라에몽〉에서 "이런 게 있으면 참 좋을 텐데"라며 도라에몽에게 은근슬쩍 요구하는 노진구(도라에몽 나오는 등장인물 중 한 사람) 같은 삶의 방식을 따라 해 보자.

이런 자세로 지내면 뇌(腦)도 사고(思考)도 눈에 띄게 유연해질 뿐 아니라 세상을 바라볼 때도 '또 뭐가 필요하려나?' 하면서 둘러보니 새삼 즐거워진다.

부디 **꿈을 크게 그리고 다른 사람에게 이야기하는 것을 두려워하지 말자**. '엉뚱한 말을 해서 남들이 뭐라고 생각할까' 같은 건 전혀 신경 쓸 필요 없다. **뇌를 건강하게 만드는 것은 밝고 명랑한 적극성**이니 말이다.

좋아하는 것을 먹고 자주 걸으면 뇌의 기초 체력이 붙는다

고령이 될수록 콜레스테롤과 염분에 신경이 쓰여서 담백하고 소박한 식단으로 바꾸는 사람이 많으리라 생각한다. 그러나 나이가 든 사람은 때로는 **먹고 싶은 것을 만족스럽게 먹어야 뇌에도 몸에도 영양 성분이 전달되고 삶의 질도 올라간다.**

'고기는 지나치게 먹으면 안 된다'는 말도 있는데, **고기를 먹어서 단백질과 아미노산을 흡수해야 머리에도 좋고 몸에도 좋을 뿐 아니라** 나이가 들수록 줄어드는 행복 호르몬인 '세로토닌'이 정상적으로 분비되어 멘탈도 쉽게 안정된다.

그리고 많은 사람에게 음식은 삶의 즐거움 중 하나다. 이를 극단적으로 줄여버리면 살아가는 즐거움을 잃어버리는 것과 같다. 또 일테면 고기와 달콤한 디저트 등 무언가를 '먹고 싶다'는 생각이 떠오르는 것도 지금 뇌와 몸이 특정의 영양소를 원한다는 사인이라 볼 수 있다. 이렇게 몸에서 나오는 메시지에 따라야 건강한 인생을 살 수 있다고 생각한다.

행복한 마음, 신나는 기분이 되면 뇌 안에서 '도파민'이라는 행복 물질의 분비량이 늘어난다. 이것이 전두엽 활성화를 촉진해서 사고력과 의욕을 높이는 것이다.

물론 자신의 몸 상태를 고려하지 않고 매일 같이 고(高)칼로리 음식을 먹는 건 권하지 않는다. 하지만 **때로는 내면에서 나오는 소리에 귀를 기울여 자기가 좋아하는 음식을 먹으며 뇌와 마음을 즐겁게 하고 인생의 만족도를 높이는 것은** 무척 중요하지 않을까?

그래서 일테면 고기를 먹을 때는 간의 대사 기능이 약해지는 밤에는 많이 먹지 않는다거나, 먹을 때는 채소의 양을 늘려서 같이 먹는 등 여러 방식을 궁리해 가며 내가 좋아하는 음식을 즐기려는 자세를 가지면 좋겠다.

근육과 면역력이라는 측면에서도 마찬가지다. 대부분

고령자는 많이 먹는 것에 조심하기보다 너무 안 먹는 것에 주의해야 한다. **약간 통통한 사람이 오래 산다**는 데이터도 있는 만큼 나는 고령자의 다이어트는 정말 말도 안 되는 일이라고 생각한다. 머리로도 몸으로도 영양 성분이 제대로 도달하지 않아서 결국 육체적으로, 정신적으로 노쇠하기 때문이다.

또한 나는 시니어에게 집밖에서의 산책을 권해 왔다.

코로나 사태로 문밖출입하지 않게 된 고령의 환자들은 모두 근력과 체력이 눈에 띄게 쇠약해져서 걸음도 비칠비칠 잘 걷지 못하게 되었다. 따라서 밖으로 나가 걸어 다니며 심신을 활성화하는 것은 인간다운 생명력 유지와도 밀접한 것이다.

한편, **몸을 위해서라며 무리하게 과격한 운동을 하는 것은 활성 산소를 과다 발생하게 해 세포 손상을 일으킬 가능성이 있기 때문에 권하지 않는다.** 시니어에게는 편안하고 느긋한 산책이 최적이 아닐까 싶다. 밖에 나가서 햇볕을 쐬기만 해도 세로토닌이 분비되기 때문에 마음이 안정될뿐더러 머리 회전도 좋아진다.

> # 머리를 좋게 하는 식생활의 키워드는 고기와 비타민 C

앞에서도 잠깐 말했는데, 나는 **시니어야말로 고기를 적극적으로 먹어야 한다**고 생각한다.

그 이유를 들자면, 고기를 먹어서 세로토닌이라는 행복 호르몬 분비를 증가시킬 수 있기 때문이다. **세로토닌이 정상적으로 분비되면 사람은 정신적으로 안정되고 그 결과 의욕과 사고력도 향상된다.** 세로토닌이 행복도를 높이는 물질이므로 당연히 우울증의 위험도 낮춘다.

이 세로토닌을 만드는 원료가 트립토판이라는 아미노산의 일종이다.

트립토판은 콩과 유제품, 고기, 생선 같은 단백질에 많이 함유되어 있으니, 단백질 덩어리인 고기를 먹는 것은 매우 당연하지 않겠는가.

내가 이렇게 시니어에게 고기를 권하면 "콜레스테롤이 걱정되어서요"라는 대답을 많이 하는데, **콜레스테롤이 몸에 나쁘다는 것도 잘못된 인식**이다.

콜레스테롤은 인간을 포함한 동물의 몸을 형성하는 지질의 일종이고 성(性)호르몬과 세포막의 재료가 될 만큼 생명체에게는 필수적이다.

현재 **일본인의 평균 수명이 세계 최고의 수준에 오른 이유 중 하나가 전후에 고기를 먹게 되면서 콜레스테롤 섭취량이 극적으로 증가하는 데에 있다고** 생각한다. 콜레스테롤을 제대로 섭취하면서 강하고 유연한 혈관 유지가 가능해지면서 뇌졸중에 의한 사망자가 격감했던 것이다.

게다가 콜레스테롤 수치가 낮으면 면역세포의 재료가 부족해서인지 암에 걸리기 쉬워진다는 데이터도 있다.

그러므로 뇌와 몸의 젊음을 유지하기 위해서 꼭 '고기 먹기'를 신경 쓰자.

그리고 **비타민 C도 머리를 좋게 해 준다.** 비타민 C에는 물질의 산화를 막는 '항산화 작용'이 있어서 피부를 맑고 깨끗하게 해 준다는 내용을 떠올리는 사람도 많을 텐데 이 비타민 C가 뇌세포의 산화도 막아 준다. 뇌와 혈관의 산화는 알츠하이머형 치매의 원인 중 하나라고 하는데 비타민 C에는 이것을 억제하는 작용이 있는 것이다.

비타민 C는 뇌와 피부뿐 아니라 신체에도 좋은 영향을 가져다준다.

신선한 채소와 과일을 충분히 먹고 있는 남성은 6년, 여성은 1년 정도 수명이 늘어난다는 데이터도 있다.

비타민 C는 채소와 과일 외에 녹차에도 많이 들어 있다. 또한 건강 보조제를 활용해도 좋다고 생각한다. 그러니 의식적으로 섭취해서 건강하고 탄력 있는 뇌를 만들자.

> # 기억나지 않는다고 곧바로
> '그거 말이야', '저거 말이야' 하지 말고
> 기억의 한계까지 노력한다

전두엽 단련이라는 측면에서 신경 썼으면 하는 것이 있는데, 바로 '아웃풋=꺼내는 힘'이 중요하다는 점이다.

<u>전두엽은 정보를 집어넣을 때가 아니라 꺼낼 때 젊어진다.</u>

따라서 독서를 하거나 정보를 기억하는 '인풋=집어넣는 행위'로는 전두엽을 활성화할 수 없다.

그러므로 평소에 지식과 정보, 기억을 자기 내부에서 끄집어내려는 노력을 의식적으로 하면 좋겠다.

사람이나 장소, 사물 등의 이름이 아무리 해도 생각나지 않을 때 '걔', '거기', '그거' 같은 대명사가 대신 튀어나오기도 하는데, 이걸 쓰면 편할 때도 있는 만큼 사용 자체가 나쁘다는 말은 아니다.

그러나 이런 말에 의존하기 전에 매번 기억의 한계까지 생각해 보는 노력을 꼭 해 보자.

그렇게 했어도 결과적으로 전혀 기억나지 않더라도 어떻게든 기억해 보려고 애를 썼던 것 자체가 뇌의 아웃풋 기능을 활발하게 해 주기 때문이다.

'저거' '이거'를 쓰면 말하는 데 매우 편리하지만, 전두엽은 편하면 기능이 떨어진다. 좀 강하게 표현하면, 그렇게 편한 것만 좇을 때마다 뇌는 녹슬고 노화는 빨라지는 것이다. 그러니 기억하자.

뇌는 귀찮은 일을 대환영한다. 뇌 기능을 끌어올리고 싶다면 일부러라도 귀찮은 일을 일상 안에 어떤 식으로든 적용하는 아이디어가 필요하다.

일기를 쓴다, 메모를 적는다 같은 '기록 행위'는 뇌를 자극한다

앞에서 아웃풋을 해야 뇌가 건강해진다는 말을 했는데, 무엇을 '적는' 행위도 꼭 일상에 적용하길 바란다.

예전보다 물건을 깜박하는 일이 잦아졌구나 싶을 때 '메모광'이 되면 무척 효과적이다. 나도 최근 들어 좋은 아이디어가 떠오르면 까먹기 전에 재빨리 메모한다. 나중에 '그게 뭐였더라?' 하다가 결국은 떠오르지 않아서 놓치고 말 때가 늘었기 때문이다.

이처럼 메모와 노트 기록은 현실적으로 도움이 되는데, 뇌가 똑똑해지는 관점에서도 장점이 많다. **무언가를 적는 행위도 출력 행위이므로 훌륭한 뇌 트레이닝이 되기 때문이다.** 그러므로 의식적으로 메모와 노트를 활

용하자.

하루가 끝난 시간에는 꼭 일기를 적어 보면 좋겠다. 그 날에 무엇을 했는지, 누구와 만났는지, 어디에 갔는지, 어떤 음식을 먹었는지, 기분은 어땠는지, 하루를 되돌아보면서 있었던 일들을 떠올려 보는 것도 뇌 운동이 된다. **자신의 기분, 감정도 함께 기록하므로 한편으로는 마음 정리도** 되므로 적극 추천한다.

누구나 알고 있듯이, 노트에 무언가를 적거나 메모를 한다는 행위는 솔직히 말해 귀찮은 일이다. 그 귀찮은 일에 마음을 다잡고 행동으로 옮기는 것 자체가 뇌와 마음을 젊게 유지한다.

'젊을 때 고생은 사서라도 한다'는 속담처럼 자신의 **뇌를 위해서라면 시니어가 된 지금도 고생은 사서 해야 한다**고 생각한다.

대화를 잘하는 사람은 치매의 진행이 느리다

한창 일을 할 때에 비해 나이가 들수록 다른 사람과 만날 기회가 적어지는 것 같다. 그러나 시니어인 지금이야말로 더 적극적으로 다른 사람과 교류할 기회를 갖는 게 중요하다.

나는 평소에 '**뇌 훈련을 반복하기보다 다른 사람과 대화를 나누는 게 뇌에는 훨씬 좋다**'고 말한다.
대화를 하는 것은 실제로도 무척 고도의 지적 작업이다. 다른 사람과 말을 주고받는 것 자체가 뇌에 자극이 될뿐더러 상대방이 하는 말을 이해하고 그것에 대해 다시 무언가를 생각하고 표현하는 과정을 거치면서 어쨌든 강제적으로 뇌를 써야 하기 때문이다. 또한 자신의 생각과 마음의 표현이란 측면에서도 훌륭한 아웃풋이 된다.

==다른 사람과 대화를 할 때마다 우리의 뇌는 젊어진다고 할 수 있다.== 실제로 다른 사람과 자주 대화하는 사람일수록 인지기능 저하가 방지되어 치매의 진행이 느려진다고 알려져 있다.

따라서 무엇보다 내가 만나서 기분이 즐거워지는 사람들과 교류하는 것은 감성이 풍부해지고 인생에 즐거움과 윤택함을 가져다준다.

생활 속 고민을 토로하거나 시시한 농담에도 서로 웃는 그런 관계성을 언제나 소중히 여기면 좋겠다. 기분이 화사하게 밝아지고 가슴이 긍정적인 마음으로 가득할 때마다 전두엽도 점점 활력을 얻으니까 말이다.

혼자서 뇌 훈련을 묵묵히 하기보다 누군가와 차를 마시면서 수다를 나누고 함께 웃는 편이 뇌에게 훨씬 좋다. 자, 그 소중한 사람을 지금 만나러 가자.

전두엽은 뇌 훈련보다 취미와 사랑을 즐길 때 더 기뻐한다

일반적으로 뇌를 단련한다고 하면 '뇌 훈련'이 효과적일 것으로 생각하는데, 해외의 연구에 따르면 **사실 뇌 훈련과 치매 예방에는 효과가 없다**는 게 밝혀졌다.

나 또한 마지못해 하는 뇌 훈련보다 자신이 진정으로 즐길 수 있는 것을 하는 편이 뇌에는 긍정적 자극이 되고 치매의 진행을 늦춘다고 생각한다.

지금까지 했던 이야기와도 같은데, **행복한 기분은 뇌의 활력원**이다. 그러므로 뇌를 활성화하고 싶다면 일상에서 자신이 즐겁고 기분이 좋아지는 일을 어떻게 늘려나갈지 생각하자. 취미를 갖고 싶다면 실패를 두려워 말고 무엇에든 도전해 보면 되고, 입어 보고 싶은 옷이 있다면 '이 나이에 무슨'이라며 손사래 치지 말고 맘껏 입으면 된다.

돈도 좀 쓰고 살면 좋겠다. **자신의 즐거움을 위한 소비는 뇌 기능을 활발하게 해 줄 뿐 아니라 스트레스도 줄여 주므로 치매나 우울증 등을 방지하고 면역력 향상에도 기여한다.** 가 보고 싶었던 곳으로 여행을 떠나거나 눈여겨봤으나 들어갈 엄두가 안 나던 레스토랑에 가서 맛있는 요리를 먹어도 보자. 돈을 써서 마음이 밝고 화사해지는 경험을 자신에게 선물하자는 말이다. 심신의 노화도 방지하고 사는 재미도 느낄 것이다.

신세를 망치지 않는 정도라면 나는 주식 투자나 도박에 도전해 보는 것도 추천한다. 뇌는 새로운 도전과 예상 밖의 사건을 좋아하기 때문에 그러한 의미에서 젊어지기 위한 좋은 자극이 될 수 있다.

특히 주식은 언제나 안테나를 켜고 세상의 움직임에 관심을 가져야 하고 매매의 적절한 타이밍을 잡아야 하는 등 머리를 풀가동해야 하므로 좋은 뇌 운동이 될 것이다.

단, 어디까지나 스스로 컨트롤할 수 있는 범위 내에서 즐겁게 한다는 것이 대전제다. 만약 조금이라도 브레이크가 고장 난 자동차처럼 내달릴 가능성이 있겠다 싶으면 애초부터 아예 손을 대지 않는 게 안전하다. 다시 말하지만, '이 정도라면 당장의 손해쯤 괜찮아'라는 한계점을 정하고, 노후 자금에 손실을 끼치지 않는 정도 내에서 즐긴다면 뇌를 위한 장점을 얻을 수 있을 것이다.

그리고 나이가 몇 살이 되더라도 사랑을 하는 것은 뇌 에너지의 원천이 된다. '참 멋진 사람이네' 하고 마음이 끌리는 사람이 있으면 '주책이네, 이 나이에 무슨'이라거나 '배우자가 있으니까' 하며 감정을 억제하지 말고 마음껏 설레도 괜찮다.

연예 감정은 마음을 행복하게 하고 뇌에는 쾌감을 일으키는 물질을 분비하게 한다. **사랑을 하면 사람은 젊어지는 것**이다.

물론 상대방의 상황과 마음을 무시하고 들이댄다거나

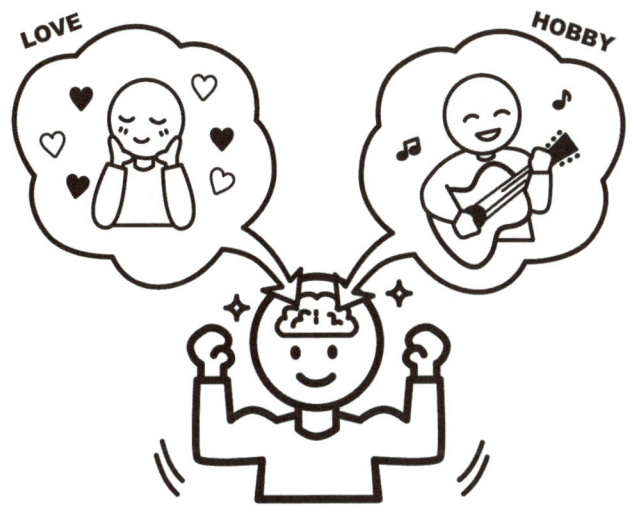

사랑을 하고 취미를 즐기면 뇌는 튼튼해진다.

지속적으로 따라다니는 것은 논외다. 또한, 가정 파괴로 이어질 수 있는 사태도 피하는 게 낫다.

하지만 **누군가를 좋아하는 순수한 감정만은 부디 소중히 여기자.**

그 설렘이 인생에 알록달록한 생기를 불어넣을 뿐더러 뇌도 마음도 젊어지게 해준다.

싫어하는 것, 싫은 사람과 당당히 거리를 두어서 뇌가 늙지 않게 한다

'싫은 것을 참지 않는다'도 똑똑한 뇌를 만드는 데 무척 중요하다. 전두엽은 유쾌한 경험을 좋아한다고 계속 이야기했다. 이걸 뒤집어 표현하면, 참고 억제해야 하거나 과도한 스트레스를 느끼는 그런 환경은 뇌에게 좋지 않으며 노화 촉진으로 이어진다.

인내를 미덕으로 여기는 우리에게는 옛날부터 자기주장을 삼가고 다른 사람과 조화롭게 지내는 것을 중시했다. 그러나 '모두에게 맞추지 않는 것은 나쁜 것이니까'라며 동조 압력에 굴복하여 자기 자신을 억누르는 것은 멘탈면에서도 뇌가 똑똑해지는 측면에서도 해로울 뿐이다.

거북하게 느껴지는 사람, 만나면 기분이 불편해지는 사람

==과는 과감히 거리를 두자.== 다른 사람과의 교제가 소중한 것은 맞지만 만나면 스트레스가 생기는 상대방과 무리하면서까지 만날 필요는 전혀 없다. 마음에 불편함이 생긴다는 말은 뇌에도 똑같이 부정적인 부담이 생긴다는 뜻이다.

그러니 부디 미움받을 용기를 내자. 자기주장을 했다고 해서 어색해지는 관계라면 주저하지 말고 벗어나도 된다. 대신에 당신이 나답게 있을 수 있는 또 다른 사람과의 관계성을 돈독히 하면 된다.

==시니어인 당신이야말로 이제부터는 자유롭게 인생을 누려야 하고 자신한테 괴로운 것에서는 멀어질 것을 철칙으로 삼자.== 긴 세월 동안 사회생활을 하느라 정말로 열심히 살았고 드디어 자유롭게 지낼 수 있는 환경이 마련됐다. 여기까지 와서도 스스로 억제하고 참는 게 대체 무슨 의미가 있겠는가 말이다.

당신이 당신답게 사는 게 세상 무엇보다 중요하고 이것이 뇌와 마음의 안티에이징을 이루어 준다.

몸도 뇌도
계속 사용하는 것이
중요하다

코로나 사태로 외출을 하지 않게 되면서 부쩍 쇠약해진 사람들의 이야기를 앞서 했는데, 이 나이가 되면 **몸이든 머리든 어쨌든 '계속 사용하는 것'**을 중요하게 생각하면 좋겠다.

안타깝게도, 젊었을 때와 비교해서 몸도 뇌도 쇠약해지는 건 기정사실이라, 감기 한 번 걸리면 오래 고생할 만큼 회복력도 점점 떨어진다. 그렇지만 습관화된 트레이닝과 훈련으로 몸과 뇌를 단련해 젊음을 유지하는 것은 나이가 몇 살이 되어도 가능하다.

예를 들면 체력을 나타내는 지표의 하나로, 단위시간 당 신체 조직이 소비하는 산소의 최대량을 표시하는 '최대 산소 섭취량'이란 게 있다.

이 수치는 20대부터 80대에 걸쳐 줄어드는 경향을 보이는데 매일 트레이닝을 계속하면 80대가 되어도 20~30대와 같은 레벨로 유지할 수 있다.

다시 말해 나이는 시니어라도 적극적으로 몸을 움직이거나 육체적인 트레이닝을 꾸준히 하면 높은 신체 능력을 유지할 수 있다는 뜻이다.

실제로 실버 스포츠 체육 대회에서도 많은 시니어가 좋은 성적을 거두고 있다.

뇌도 이와 마찬가지다.

뇌가 좋아할 만한 수동적인 생활 방식을 고수하면 뇌 기능은 약해질 일만 남지만, 의욕적으로 사용하려 노력하면 고령이 되어도 젊음을 유지할 수 있다.

노인 혼자 사는 1인 가구를 독거노인이라며 안쓰럽게 여기는 경향이 있는데, 오히려 **혼자서 생활하는 사람일수록 치매가 진행되지 않는다.** 혼자라도 식사를 챙기고 세탁기를 돌리며 집안일을 하는 등 생활하면서 머리와 몸을 자꾸

쓰기 때문이다.

사용하면 사용할수록 몸도 뇌도 그에 따라 활발하게 움직이며 높은 수준을 유지할 수 있다.

생활 습관과 사는 방식을 재정비하고 뇌에 어떻게 하면 좋은 자극을 줄지 신경 쓰면 나이가 몇 살이 되어도 머리가 좋아질 수 있다.

젊은 세대와 비교해서 60대부터는 개인의 신체 능력과 뇌의 기능이 크게 다양해진다. 즉, 개인차가 크게 벌어진다는 뜻이다.

이런 상황에서 **언제까지나 심신 모두 젊은 그룹에 속하고 싶으면 자신이 지금 갖고 있는 것들을 적극적으로 사용하겠다는 마인드가 반드시 필요하며 이는 앞으로의 삶의 질을 크게 좌우한다.**

당연한 말이지만, 젊었을 때는 가능했는데 지금은 할 수 없게 됐다고 느끼는 게 점점 많아질 것이다. 그러나 이는 지극히 자연스러운 일이고 당연한 것이다.

그러므로 과감히 수용하고 받아들여 지금 할 수 있는 것을 하도록 하자.

일테면, **산책을 할 수 있다, 집안일을 할 수 있다, 다른 사람과 이야기를 나눌 수 있다, 책을 읽을 수 있다**처럼 자신이 지금 가진 능력에 포커스를 두고 그것이 앞으로도 유지될 수 있도록 소중히 하는 것이다.

날이 갈수록 할 수 없게 되는 게 늘어나는 건 당연하다. 그것을 한탄할 게 아니라 자신이 지금 할 수 있는 것을 소중히 여기고 온 힘을 다해 살아가는 자세야말로 앞으로의 인생을 즐겁고 현명하게 살아가는 비결이다.

'이 나이에 무슨'이란 말은 절대 봉인한다

　　　　　　　　이 책에 적혀 있는 내용을 실천할 때 꼭 지켜 줬으면 하는 게 있다. **이제부터는 일절 '이 나이에 무슨'이란 말을 입에 담지 않는 것이다.** '이 나이에 무슨'이라는 말은 마음을 시들게 하고 뇌도 몸도 늙게 만드는 독과 같은 말이다.

　이 책에서 지금까지 반복해서 말했듯이, **사람은 나이가 몇 살이 되어도 계속 진화할 수 있으며, 머리 역시 똑똑해질 수 있다.** 사고와 습관을 바꾸면 지금까지 한 번도 본 적 없는 새로운 자신의 모습도 발견할 수 있다.

　이처럼 **다양한 가능성이 흘러넘치는데도 나이를 변명하며 자신의 미래를 포기해 버리는 것은** 무척 아까운 행동이며 똑

똑하다고도 할 수 없는 삶의 방식이 아닐까 생각한다.

외모를 예로 들면, '입방아에 오르고 싶지는 않아서'라고 말하지 말고 내가 좋아하는 패션을 즐기고 스킨 케어에 공을 들여 보자. 기미와 주름, 피부 처짐이 신경이 쓰이면 미용 의료의 힘을 빌리는 것도 대찬성이다.

외모가 젊어지면 마음도 젊어진다. 노인 요양 시설 같은 곳에서 할머니들에게 화장품을 제공하면 받자마자 등줄기가 쭉 펴지며 미소를 짓는다고 한다.

남성은 여성보다 외모에 그리 신경 쓰지 않는 경향이 있는데, **외모가 젊어 보이도록 유지하는 것은 뇌·몸·마음의 안티에이징으로 이어지므로** 꼭 신경을 쓰면 좋겠다. 거울에 비친 자기 모습을 보고 '오, 좀 괜찮네?'라 할 수 있게 스타일링에 힘쓰는 것도 결과적으로 활기찬 뇌를 만들어 준다.

나다운 모습으로 즐기면서 살기로 결정했을 때 중요한 것은 **세상이나 다른 사람의 평가 등에 신경 쓰지 않는 것**이다. 당신이 자신답게 사는 길을 경쾌하게 걷기 시작했을 때 그것에 대해 입방아를 찧는 사람이 있을지도 모른다. '저 나이에 꼴사납게 왜 저래?'라며 수치심을 조장하거나 아예 못하게 하려는 사람까지 나타날지도 모른다. 그러나 그런 소리에 귀 기울일 필요 없다.

당신이 이 나이가 되기까지 갖은 인내와 고생이 있었을 것이다. 나이를 먹었다는 것은 그러한 것에서 어느 정도 해방됐다는 뜻이다. 먼길 돌아 **이제야 자유를 손에 넣었는데 남의 이목이 두려워서 하고 싶은 것을 하지도 못하다니, 정말 바보 같지 않은가?**

앞으로의 인생길에서 지금 이 순간이 가장 젊을 때다. 다른 사람의 평가에 위축되지 말고 스스로 밝은 기분이 될 수 있는 길을 걷기 바란다.

남의 이목의 노예가 되지 않는 사람이야말로 진정으로 똑똑한 사람이라고 생각한다.

CHAPTER

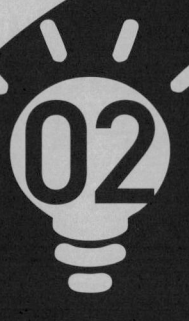

60세부터의 지성이란 '재미'와 '품격'

중요한 것은
지식의 양이 아니라
지식을 응용하는 힘

특히 60세 이후의 '똑똑함'에 관해서 생각할 때 중요한 것은 '지식(知識)'이 아니라 '지혜(知慧)'를 갖는 것으로 생각한다.

맨 처음 장에서도 말했듯이, AI의 시대가 도래한 지금은 박식함에 대한 가치가 옅어지고 있다.

대신 습득한 지식을 어떻게 내 나름으로 소화할 것인가, 즉 **'지식의 운용력'**을 묻는 시대가 되었다.

우리 사회는 '머리 좋음=지식이 많음'이라는 인식이 여전히 강하게 남아 있는 것 같다. 그래서인지 '모르면 창피를 당하는 OO'이라는 제목이 붙은 책이 잘 팔리고 상식과 지식의 유무를 묻는 퀴즈 프로그램은 여전히 높은 시청률을 자랑한다.

하지만, **진정한 의미에서 좋은 머리란 지식의 양이 아니라 지식을 어떻게 자신만의 방식으로 가공해서 나 말고는 아무도 할 수 없는 발상으로 창출하는 데 있다고** 생각한다.

우리가 학생이던 그때는 단어, 역사적 사실, 방정식 등을 무작정 외우고 기억하는 것에 무게를 두는 인풋의 방식 즉, 주입식 교육이었다. 그래서 교과서와 참고서를 통째로 암기하며 꽤 좋은 학업 성적을 낼 수 있었다.

사회에 나와서도 그런 습관이 여전했던 것 같다. 상사의 지시를 그저 따르거나 회사에서 설정한 목표를 어렵지 않게 달성한 사람이 조직 안에서 높이 중용되지 않았던가 말이다. 물론 인생에서 그랬던 시기가 전혀 쓸모없던 것도 아니었고 부정할 생각도 없다.

나도 '입시에서 좋은 결과를 내기 위해서 필요한 건 좋은 머리가 아니라 요령이다'라고 여지없이 말하기도 했다. 효율적으로 인풋을 해서 원하는 학교에 합격할 수 있다면 그보다 더 좋은 것은 없을 테고, 회사에서도 승승장구한다면 그것 또한 훌륭하다고 생각한다.

하지만 모처럼 시니어 세대를 맞이하여 이런저런 제약에서 벗어나 어느 정도는 자유롭게 살 수 있게 된 지금은 엉뚱함이라 해도 좋고 기발함이라 해도 좋으니 '자신만의 발상과 신념을 갖는 기쁨'을 알면 좋겠다.

다소 듣기 거북할지 모르지만, '모르면 창피를 당하는 것'을 열심히 공부해도 최종적으로 다다를 수 있는 지점은 '창피를 당하지 않는다'일 뿐 결코 '머리가 좋은 사람'으로 여겨지지도, 존경받지도 않는다는 사실이다.
누구나 알고 있는 것을 알기 위해 시간을 써야 한다면, 오히려 **식상한 생각에서 빠져나와 나만이 할 수 있는 이야기에 힘을 쏟는 편이 한 사람으로서 지성과 매력도 커지고 훨씬 즐거운 인생이 되지 않을까** 생각한다.

물론 남들한테 무시당하면 누구나 기분이 좋지는 않다. 하지만 '줏대 없이 남 따라 하는 그런 사람이 어떻게 생각하든 난 상관없어'라는 당당한 태도로 자신만의 유니크한 인생길을 끝까지 갈 수 있는 사람이 결과적으로 다른 사람의 존경과 경의를 받는다.

나 역시 **남들이 바보 같은 소리라며 수군거린들 그게 뭐? 라고 생각**하며 살고 있다. **바보 취급을 당했다는 것은 그 사람에게는 없는 발상을 '나는 하고 있다'는 뜻**이므로 자신만의 감성과 아이디어를 오히려 자랑스럽게 생각해야 한다.

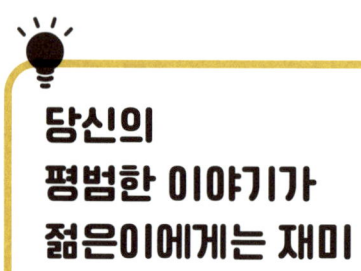

당신의 평범한 이야기가 젊은이에게는 재미

지식의 양이 아니라 그것을 나답게 운용하는 능력이 중요해진 시대 속에서 시니어 세대가 지향할 삶의 목표는 서두에서도 말했듯이 '이야기가 재미있는 시니어 되기'이다.

이 책에서 반복하고 있듯이, 나는 **시니어 세대의 '좋은 머리=재미'**라고 생각한다. 방대한 지식의 소유를 총명하다고 부른다면 이제 인간은 절대로 AI보다 총명할 수 없게 되었다.

또 젊은이들이 시니어 세대에게 바라는 것이 결코 지식 전수만은 아닐 것이다. 이런 흐름 속에서 고령자에게 필요한 것은 풍부한 경험을 토대로 한 '**지식의 가공력**'이라고 생각한다.

다시 말해 젊은이들이 시니어와 대화할 때 듣고 싶은 이야기는 **그 사람 고유의 스토리와 인생관**이 아니겠는가 이 말이다. 그저 지식밖에 얻지 못한다면 굳이 그에게 묻기보다 인터넷으로 알아보면 충분하니까 말이다.

지금까지의 긴 인생을 통해 쌓은 경험과 지혜는 시니어 세대가 가진 최강의 장점이다. 이를 살려서 독창적인 생각과 발상을 발휘해 보자. 젊은이들에게 삶의 방향을 제시하는 사상가가 되어 보자는 말이다.

독창적인 사고가 가능하고 재미있게 이야기할 수 있는 사람은 나이가 몇 살이 되어도 매력적으로 느껴지고 그래서 사람들이 더욱 모여들 것이다.

실제로 인지심리학에서도 **'머리가 좋다'는 것은 지식이 많은 것이 아니라 그 지식을 활용해서 추론할 수 있는 능력**이라고 여긴다. 지식 습득 자체가 아니라 그 지식을 어떻게 자신만의 관점으로 멋지게 발전시켜 나가는가 하는 부분에서 그 사람의 지성이 드러난다.

상식에 얽매여 작게 움츠러드는 것이 솔직히 더 큰 리스크

재미있는 사람이 돼야겠다고 결심이 섰다면 상식이나 일반론은 꼭 던져 버리길 바란다. 여러분은 지금까지 조직과 회사라는 체제 안에서 상식적으로 살아왔을 것이다. 그렇지만 **상식에 얽매이지 않고 살아도 되는 지금이야말로 시니어 세대의 특권**이다.

젊었을 때는 1+1=2라고 말할 수 있는 사람이 더 똑똑하게 여겨졌고 조직 안에서 평가받기 쉬웠을 것이다.

하지만 나이를 먹은 지금은 '1+1=2라고 할 수만은 없다'라며 마치 돌멩이 하나를 던져 파문을 일으킬 만한 관점을 가질 수 있어야 그 사람의 지적 가치와 매력으로 연결되지 않을까 생각한다.

혁신적이고 개성적인 나만의 사고방식을 키우려 할 때

중요한 점은 일반론이나 상식에 매이지 않는 자유로운 상상력과 엉뚱하다 싶은 순간도 소중히 여기는 마음이다. '이렇게 생각한다고 하면 비상식적이라고 할 텐데', '이거 너무 생뚱맞나?'라며 억누르지 않아도 괜찮다.

양식 있고 도덕적인 사람이 머리가 좋다고 말하는 게 아니다. **기존의 관점과 사고방식에서 벗어나야 색다른 발상을 내놓을 수 있고 기존의 이론을 뒤집어서 참신한 아이디어를 생각해 낼 수 있게 된다. 그게 바로 '머리가 좋은' 상태**라고 생각하고 있다.

나는 코우치(高知) 지역을 참 좋아한다. 여기 사람들은 상당히 자유로운 지역적 정서를 지녔는데, 이 지역의 재택 돌봄률이 타 지역 대비 매우 낮은 것도 여기 사람들의 자유도가 높음을 나타내는 것으로 생각한다. 즉 '아무래도 내가 제대로 돌볼 수가 없다'고 생각되면 깨끗이 전문가에게 맡기는 것이다. 그렇기 때문에 코우치 지역에는 노인요양시설이나 요양병원을 무척 많이 볼 수 있다.

그리고 코우치의 명물인 '사라하치 요리(皿鉢料理)'도 독창적이다. 이것은 간단한 술안주부터 식사가 되는 초밥까지 모든 요리가 커다란 접시 하나에 담긴 것으로, 이렇게 하면 그 집의 안주인이 손님맞이를 하느라 상을 차리고 메뉴를 바꿔대느라 바쁠 일이 없다. 맨 처음부터 손님과 마주 앉아 즐겁게 담소를 나누고 식사도 즐길 수 있는 것이다. 이러한 자유로운 문화가 코우치의 매력이다.

또 일본이 소선거구제가 되고 나서 일본공산당이 승리한 지역은 교토와 코우치뿐이었다. 그런데 민주당이 정권을 잡고 일본 전역에 민주당의 바람이 불 때에는 코우치만 모든 선거구에서 자민당이 당선되는 결과를 보였다.

즉, 코우치 지역은 공산당이 소선거구제에서 이길 만큼 정치색이 자유로운 지역임에도 마치 심술쟁이인 양 전국적으로 민주당의 순풍이 불고 있을 때 자민당을 뽑은 것이다. 이른바 **유행에 역행하는 재미**가 코우치 지역에 존재한 달까. 이러한 지역색이 있기에 사카모토 료마(坂本龍馬 : 급진적이고 개방적인 사고방식과 새로운 비전을 제시해 일본의 근대화를 이끈 인물)라는 인물이 배출된 건지도 모르겠다.

시대를 개척하는 것은 언제나 '세상 사람들은 손가락질을 해대지만, 나는 이렇게 생각한다'라며 고정 관념의 틀을 깨고 새로운 가치관을 제시할 수 있는 사람이다.

남들과 똑같은 것을 열심히 해 봤자 그저 똑같은 존재가 될 뿐이다. **일본에서는 '남들처럼 하지 않으면 창피하다'라는 생각이 뿌리 깊게 남아 있는데 내 생각에는 대세에 동조하는 것이야말로 모양 빠진다**고 생각한다.

무난하게 살아야 리스크가 없다고 생각할지 모른다. 하지만 **모험을 두려워하고 상식 안에서 안주하며 사는 것이 솔직히 말해 오히려 더 큰 리스크다.**

왜냐면 인간적인 매력과 지성을 높일 기회를 내 발로 뻥차버리는 것이라 매일매일 성장하는 사람과의 격차가 자신도 모르는 사이에 크게 벌어질 테니 말이다.

약간의 반골 정신이 좋은 머리의 기폭제가 된다

 지금까지 말해왔듯이, 나만이 할 수 있는 유니크한 발상을 하기 위해서는 다른 사람이 하는 말을 그대로 받아들이지 않으며, 반론 정도는 할 수 있는 패기를 갖는 게 중요하다고 생각한다.

 '똑똑해지고 싶다'면서 텔레비전 방송 해설가가 말하는 것을 아무런 의심 없이 믿고 그대로 받아들인다면 그 사람보다 똑똑해질 수 없다.
 그보다는 '이 사람은 이렇게 말하지만, 나는 이렇게 생각해', '이 사람 의견은 이렇구나. 하지만 좀 더 좋은 선택지가 있지 않을까?'라며 자기 나름대로 해석해 보거나 의심해 보는 습관을 지녀 보자.

나에게 들어오는 정보와 지식을 나만의 관점에서 새롭게 구성하고 조합하는 힘은 '좋은 머리'와 직접적으로 연관된다.

우리에게는 생각의 자유가 있다. 그럼에도 미디어가 발신한 것이나 사람들이 옳다고 여기는 것을 진실이라고 믿는 습관은 고스란히 사고(思考)의 정지로 이어질 것이다.

그러니 **세상에서 하는 말들을 맹신하지 말고 일단은 이의를 주장해 보는 습관을 들여서 사고력도 갈고닦고 독창적인 발상을 하는 능력도 기를 수 있지 않을까** 하는 것이다.

얼마 전에 라디오에서, 한 사람이 중국의 공산당이 얼마나 많은 사람을 희생시켰는가에 초점을 두고 그 공포스러움을 말했는데, 다른 사람이 그걸 그대로 받아서 '공산당은 무서워'라고 말하는 걸 듣고 좀 단편적인 사고가 아닌가 했던 적이 있다.

듣다 보니 그 라디오 코너에서는 공산당이 얼마나 위험한 정당인가로 화제를 슬쩍 전환하려는 듯한 인상을 받았는데, 무서운 것은 공산당 자체가 아니라 당시의 지도자다. 실제로 프랑스에서는 공산당을 포함한 좌파 연합이 가장 큰 정치 세력이니 말이다.

마르크스조차도 노동자 계급이 혁명을 일으킬 것이라는 예측은 했지만, 학살이 필요하다고 언급한 적은 없다. 그는 인간의 자유와 평등을 지향하고 있었기 때문이다. 이러한 배경을 생각하지 않고 라디오에서 들리는 대로 '그렇구나. 공산당은 무서운 거구나'라고 믿어 버리면 그야말로 사고 정지에 빠져 버린 상태라 말할 수 있다.

어떤 정보를 얻었을 때는 일부러라도 그와 반대되는 의견, 그것과 다른 의견을 떠올려 보자. 이렇게 하는 습관을 들이면 사고 패턴이 풍부해져서 다양한 관점에서 생각할 수 있게 될 것이다. 그리고 이는 곧 **반골 정신을 가져 보자는 뜻**이기도 하다.

내가 일본의 의학과에 관해 유감스럽게 생각하는 것은 입학 면접을 교수가 직접 한다는 점이다. 그러면 무슨 일이 생기는가 하면, 교수인 자기 말을 거역할 것 같지 않은 순종적인 학생을 합격시키는 사태가 일어난다.

한편, 하버드대학이나 옥스퍼드대학 같은 해외의 뛰어

난 대학은 입학 면접을 교수가 하는 게 아니라 전문 면접관이 시행한다.

이것은 교수의 주장에 이견을 제시할 수 있는 기개와 열의가 있는 학생을 합격시키기 위한 것인데, 실제로 서양의 대학에서는 교수에게 지적 싸움을 거는 듯한 학생이 최고의 성적인 A를 받는다.

해외, 특히 미국에서는 다른 사람과 같은 것을 말하는 사람에게 '시시한 녀석'이라는 꼬리표가 생기는 것이다. 바로 여기에서 교수의 가르침대로 답을 적으면 우수한 성적을 받는 우리의 대학과 차이가 발생한다.

반골 정신을 갖는다는 말은 사물의 본질을 날카롭게 추구하는 것, 이른바 지적 투지를 불태우는 것이다. 그렇게 해서 뇌를 활기차게 움직이는 사람은 나이가 몇 살이 되어도 새로운 돌파구를 마련할 수 있고 지성도 그리고 생명력도 역시 높일 수 있다.

똑똑한 사람은 무엇이든 해 보지 않으면 모른다는 것을 알고 있다

무슨 일이든 일단 해 보지 않으면 모르는 법이다. **똑똑하고 현명한 사람은 해 보지 않아 경험이 없는 것에도 머뭇거리거나 주저하지 않고 차곡차곡 시험해 본다. 성공하는 사람이란 새로운 것을 향한 도전에 탐욕적인 사람인 것이다.**

실제로 해외의 기업가는 이미 큰 성공을 거머쥐었더라도 언제나 새로운 것에 계속 도전한다.

해 보기 전부터 '나한텐 어차피 무리니까', '그런 건 꿈에서나 가능한 일이지'라고 포기하는 건 어찌 보면 겸허하게 비칠지도 모르겠다. 하지만 사실은, **하기 전부터 일찌감치 결과를 단정하고 자기 맘대로 '안 될 거야'라는 답을 내린 것**

==이기 때문에 오히려 오만한 것==이다.

우리에겐 많은 기업가가 있음에도 손으로 딱 가리킬 수 있는 걸출한 기업가는 없는 것 같다. 다른 나라에서 아직 시작하지 않은 것을 애초부터 생각해 내는 사람이 적기 때문이거나 아니면 생각해 냈어도 자기 내부에서 '이런 바보 같은 생각을 하다니'라며 없애버리기 때문이 아닐까. 해보지 않으면 모르는데도 말이다.

이러한 수극적인 자세가 영향을 주어서인지, 일상에서도 우리 기업의 빈약한 발상력과 상상력 그리고 정체된 느낌을 받을 때가 있다.

예를 들면, 택시에 탔을 때 조수석 뒤에 붙은 디스플레이에서 나오는 영상은 IT나 디지털 혁신 같은 기업 입장에서의 디지털화에 관한 광고 일색이다.

그런데 택시를 타는 주요 고객은 시니어다. 생활용품 쇼핑, 병원이나 은행 방문, 주민 센터 이용 등을 위해 택시를 이용하는 고령층이 과연 이 광고 내용에 관심을 가질까?

그런 광고를 틀기보다 고령자들이 좋아할 만한 음식점, 일테면 소량씩 제공하는 가이세키(懷石) 요리나 천천히 머물 수 있는 고즈넉한 분위기의 리조트 광고를 내보내는 편이 훨씬 효과가 있지 않을까.

경제적으로 여유가 있는 사람이라면 마침 택시를 탄 김에 그곳으로 가자고 할지도 모른다.

대형 쇼핑몰도 마찬가지다. 젊은이 대상의 매장들만 들어서 있을 뿐 시니어를 위한 매장이나 시설이 적은 것 같다. 그래서 만일 여러 개의 건물 혹은 몇 개의 플로어로 구성된 대형 쇼핑몰이라면 어디는 젊은 세대를 위한 존, 어디는 가족 단위를 위한 존, 어디는 시니어를 위한 존이 있으면 좋겠다.

또 텔레비전 프로그램에 대해서도 할 말이 있다. 방송국은 왜 시니어를 타깃으로 하지 않는 것일까?

텔레비전이야말로 고령자가 최고로 많이 접하는 미디어임에도 불구하고 시니어 대상의 텔레비전 프로그램은 늘지 않고 있다.

혹시 젊은 세대를 다시 텔레비전 앞으로 불러들이려는 의도가 있어서 그러는지 모르지만, 애초부터 고령자 대상의 상품이나 서비스를 제공하는 스폰서가 없다.

이것들은 모두 나의 가설일뿐 정답이라고 말하는 게 아니다. 단지 내가 하고 싶은 말은, 개인 자산의 60%는 고령자가 차지하고 있는 만큼 젊은 세대보다 시니어가 압도적으로 금전적인 여유가 있으니, 이런 점을 고려한다면 시니어 대상 비즈니스를 해 볼 가치는 크지 않겠는가 하는 것이다.

무슨 일이든 해 보지 않으면 결과를 알 수 없다.
그러니 우선은 해 보자. 그래서 안 되는 것을 알았다면 개선점을 찾고 긍정적으로 재도전하면 되는 것이다. 현상 유지에 만족한다면 성장은 기대할 수 없다. **최종적으로 인생의 승자가 되는 사람은 포기하지 않고 몇 번이라도 계속 도전할 수 있는 사람**이다.

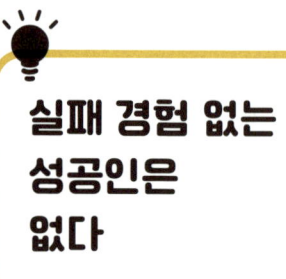

실패 경험 없는 성공인은 없다

　　　　　　당연한 말이지만, 새로운 일, 지금까지 해 보지 않은 것에 도전했을 때 전부 다 잘 된다고 단정할 수 없다.

　새로운 능력은 기르고자 노력했지만 원하는 결과로 끝나지 않았던 경험, 새로운 취미를 시작해 봤는데, 뭔가 자신과 맞지 않는 것 같은 경험들이 꽤 있을 것이다.

　그렇다고 실패했을 때 실망할 필요가 없다. 생각했던 결과를 얻지 못했어도 그건 그 대상이 자신에게 맞지 않았던 것뿐이다. 아니면 공교롭게도 시기가 나빴을 수도 있고 말이다. 가볍게 생각을 전환하고 다시 새로운 도전으로 나아가면 된다.

우리나라 사람들은 실패를 두려워하는 성향이 강한 국민이다. 특히 젊을수록, 조직에서 일하는 사람일수록 그런 경향이 두드러지는 것 같다. 하지만 **실패는 단순히 중간 과정이다. 실패가 없는 실험은 존재하지 않고 실패를 경험한 적 없는 성공한 사람도 존재하지 않는다.**

iPS세포 즉, 유도만능줄기세포 제작 기술을 확립하고 2012년 노벨 생리학·의학상을 수상한 야마나카 신야(山中伸弥)도 맨 처음부터 순조롭게 iPS 세포를 만들 수 있던 건 아니었을 것이다.

필시 많은 실패를 반복하지 않았을까.

실패해도 포기하지 않고 끈기 있게 다음 실험을 할 수 있는 사람이야말로 발명왕이 될 수 있는 것이다.

실험은 꼭 실험실 안에서만 하는 게 아니다. 우리도 **매일매일을 실험하는 마음으로 보낸다면** 부담감이 줄어들어 인생은 훨씬 가볍고 풍요로워질 것이다.

홈런을 치고 싶으면 계속해서 타석에 서야 한다. 타수가

늘어날수록 안타를 칠 확률도 높아질 테니 말이다.

그리고 감사하게도 사람들은 대부분 누군가의 빛나는 업적을 바라볼 때 그 사람의 타율 같은 건 신경도 안 쓴다. 중요한 것은 그 사람이 만들어 낸 히트작이 세상에 얼마나 큰 영향을 미쳤느냐에 있지 '몇 작품을 선보였고 몇 작품이 팔렸는가' 같은 퍼센티지에는 관심을 두지 않는다.

사람들은 아키모토 야스시(秋元康 : 인기 아이돌 그룹을 프로듀싱하고 수많은 히트곡을 작사한 방송작가이자 프로듀서)가 만든 명곡을 칭찬하고 감탄하지, 팔리지 않은 작품이 몇 개인지 그 개수를 문제 삼지 않는다.

내 이야기를 하자면, 나는 '라멘'을 좋아해서 매일 새로운 '라멘 가게'를 개척하는 데 열심인데, 그러다 보면 당연히 '보기보단 좀 별로네' 같은 생각이 드는 가게도 만난다. 그렇다고 그런 일이 있을 때마다 일일이 실망하거나 불쾌해하지 않는다. 언젠가는 '라멘' 평론가가 되려고 생각한 적도 있는 만큼 실패도 귀한 경험이고 보물인 것을 알기 때문이다.

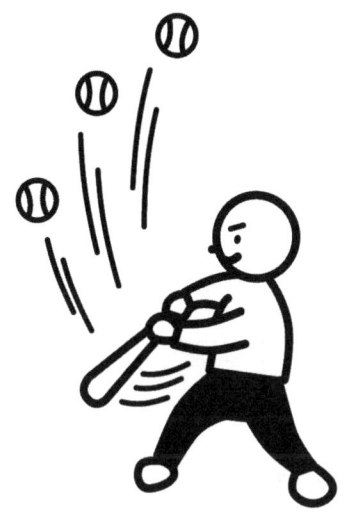

홈런을 치고 싶으면
실패를 두려워하지 말고 계속 타석에 서야 한다

오늘 들어갔던 가게의 '라멘' 맛이 별로였다면 '그럼 내일은 저쪽에 있는 저 라멘 가게로 가 보자'라고 생각을 전환할 수 있는 삶의 태도가 훨씬 더 똑똑하게 사는 방식이라 생각하며, 실제로도 그렇게 하는 것이다.

나이를 먹는다는 것은 이런저런 속박과 제약에서 해방되고 결과가 어찌 나올지 안달하지 않아도 된다는 뜻이기도 하다.

최종적으로 머리가 좋아지면 그걸로 좋고, 최종적으로 이야기가 재미있어지면 그걸로 좋은 것이다. 그러므로 시니어가 됐으니만큼 더욱더 실수를 두려워하지 말고 '실험적으로 산다'는 자세를 소중히 여기면 좋겠다.

진짜로 좋은 머리는 실패와 좌절을 경험하지 않은 머리가 아니다.

실패와 좌절을 경험해도 다시 일어서서 다음 아이디어를 생각해 내고 긍정적으로 나아가는 것이야말로 진짜로 좋은 머리다.

이렇게 할 수 있는 사람의 **인생은 장대한 실험**임을 알고 있는 현자인 것이다.

> '그렇게 생각할 수도 있군요'라고
> 말할 수 있는 사람에게는
> 지성과 품격이 있다

사물을 자신의 방식으로 해석하고 반론도 전개해 보는 것의 중요성에 대해 계속 말하고 있다. 단, 그럴 때도 '내 의견이 절대로 옳다'는 단정을 내리지 않는다는 인식이 중요하다.

사물의 본질을 파악하고자 할 때는 오직 하나의 답을 추구하기 마련이므로 그 외의 다른 생각들은 '오답'이라며 제외하려는 사람이 많은 것 같다. 나도 그랬던 시기가 물론 있었는데, 나이 50이 넘은 후부터 그런 생각을 버리게 되었다.

실제로, 어느 쪽이 옳을지 곰곰이 생각하겠지만 무엇이 정답인지는 아무도 모른다. 그래서 이 세상에는 다양한 가능성이 존재하는 법이라며 수용하는 게 중요하고 그처럼 **다면적으로 사물을 볼 수 있는 사람한테는 지성과 품격이 느껴진다.**

이런저런 선택지를 심사숙고하거나 다양한 해석을 펼칠 수 있는 사람은 인간으로서의 폭이 넓어 보인다.

예를 들면 나는 정신과 의사이기도 해서 사회에 큰 사건이 일어났을 때 미디어에서 그 범인이 어떤 인물인지에 관한 분석을 의뢰하는 일이 왕왕 있다.

매스컴에서는 '이 사람은 이러저러한 사람이라서 이번 사건을 일으켰다'는 단순명쾌한 대답을 기대하지만 나는 아무리 못해도 10개 정도의 가능성을 들어가며 다면적으로 의견을 제시하려 한다.

정신과 의사로서 '이 사람은 이렇다'라며 어느 한 사람의 퍼스널리티를 결정 내려 단언하는 것이 매우 난폭한 처사라고 생각하기 때문이다.

내가 상담실에서 환자를 진찰할 때도 그의 이야기를 들으면서 적어도 10가지 정도로 원인을 추정하고, 이후의 진료를 진행하면서 하나씩 하나씩 좁혀 간다. 이래야 보다 적절한 진료를 할 수 있기 때문이다.

세상에는 내가 모르는 다양한 가능성이 차고 넘친다.
일테면 '인기 있는 사람이 된다', '나오기만 하면 잘 팔리는 히트 제조기가 된다'는 말 하나만 봐도 그걸 구체화할 방법은 다양하다.

세계에서 가장 영향력 있는 와인 평론가로 알려진 미국 출신 로버트 파커(Robert Parker)라는 사람이 있다.
원래 그의 본업은 변호사로, 소믈리에는커녕 와인과 관련된 일을 하는 사람도 아니었다.
그런데도 내가 로버트 파커가 참신하다고 감탄하는 이유는 지금까지 프로들 사이에서 맛있다고 여겨졌던 고급 와인인 이른바 샤토 마고(chateau Margaux : 프랑스의 보르도 지역의 유명한 와이너리의 이름이며 여기서 생산한 와인을 칭함)를 제치고 미국의 일반 대중이 호응할 만한 맛을 가진 와인을 높게 평가했기 때문이다.

그리고 그 품평이 많은 사람에게 받아들여진 덕분에 그는 와인 평론의 거장이 되었고, 현재는 그가 만든 '파커 포인트'라는 평가 방법으로 와인이 채점되고 있다.

만약 그가 무척이나 까다롭고 섬세한 맛을 즐기는 독특한 기호의 사람이었다면 그만큼 영향력 있는 인물이 되지는 못했을 것이다.

우리는 출중한 재능이 있는 사람만 세상을 바꿀 히트 메이커가 될 수 있다고 생각하는 경향이 있는데 오히려 천재라서 방해가 되는 일도 있다.

절대 미각 같은 예민한 감각보다 지극히 일반적인 대중의 입맛에 싱크로 할 수 있는 평범한 감각이 세상을 바꾸는 경우마저 다분히 있는 것이다.

작품이나 상품에 대한 세상의 평가도, 성공한 사람에게 요구되는 소양도 시대가 변하듯 점점 변한다.

앞에서도 말했는데, 아쿠타가와상 수상 작가인 구단 리에의 사례처럼 AI를 구사한 집필은 바로 얼마 전까지만 해도 생각조차 할 수 없었지만, 앞으로는 얼마나 디지털 도구를 잘 사용할 수 있는가가 작가에게 필요한 능력 중의 하나가 될지도 모른다. 그리고 더 나아가 그러한 작가 중에서도 AI에게 유달리 뛰어난 문장을 쓰게 한 사람이 히트할지 아니면 보통 사람의 마음을 사로잡는 내용을 쓴 사람이 한 시대를 풍미할지 등 다양한 가능성을 생각할 수 있는 만큼, 다시 말하지만, 정답은 누구도 알 수 없다.

우리나라는 영어 교육에 매우 열중하는 나라로, 자신의 영어 실력으로 외국 사람과 소통하는 것에 절대적인 가치를 드러내는 사람이 많은데, 내가 보기엔 여기에도 의문이 생긴다.

하루가 다르게 발전하고 있는 통역 앱에 의지하지 않고 직접 외국인과 말을 하기 위해 안간힘을 쓰는 것이 그야말로 비합리적이라는 생각이 들기 때문이다. 영어 회화 공부를 위해 시간을 따로 내야 한다면 그 시간을 차라리 통역 앱에 집어넣을 내용 자체를 명확하고 풍부하게 하는 데 쓰는 편이 더 현명하지 않을까.

모국어 이외의 언어를 배우는 것 자체가 뇌에 도움이 되지 않는다고 단언할 수는 없지만, 미국은 국민의 98%가 영어밖에 못하는 데도 그 안에서 그처럼 많은 노벨상 수상자가 배출되었다는 점을 고려하면, 개인적으로는 효과가 없다고 생각한다.

지금은 세상의 변화 속도가 빨라서 어제의 정답이 오늘의 정답이라고 단정할 수 없다. 그런 상황에 하나의 대답에 고집하는 것은 이미 시대에도 맞지 않고 난센스라 말할 수 있지 않을까.

인생은 이론대로 되지 않는 것투성이고 자기가 갖고 있던 상식과 이론이 뒤집힐 때도 많이 있다. 이미 이런 점을 알고 있는 시니어는 여유와 품격을 드러낸다. 쓴맛도 단맛도 맛본 사람, 지성이 있는 사람으로 주변 사람들 눈에도 비칠 것이다.

반대로 말하면, '내 말이 절대로 옳아', '다른 의견은 인정하지 않을 거야'라며 강경하게 주장하는 사람은 시대의 흐름에 역행하는 것이므로 자신도 살기 힘들어질 뿐 아니라 좋은 머리라 하기도 어렵다.

사물을 다면적으로 생각할 수 있는 사람은 똑똑하고 우아하다

앞에서 하나의 대답을 고집하는 위험성에 대해서 말했는데, 사람이나 사물에는 다양한 요소와 측면이 있기 마련이라는 이해는 지성을 높일 뿐 아니라 정신적으로도 큰 도움이 된다.

나는 정신과 의사로서 예전부터 '단정(斷定)은 우울증의 원인'이라고 말했다.

사람은 '절대로 이래야 한다'라는 생각이 너무 강하면, 그렇게 되지 않았을 때 우울해지거나 불안해지기 쉽다.

올바르게 살아야 한다고 자신을 몰아세울수록 불편한 마음이 되고 스트레스가 쌓여 오히려 살기 힘들어진다.

그러므로 될 수 있으면 다면적으로 생각하려 노력하면

좋겠다. 꼭 한 가지 대답으로 결론 내릴 필요 없다. 자신이 우위에 있어야 한다고 집착하는 사람일수록 이 '애매함'의 상태를 싫어한다. 그러나 '어쩌면 그럴 수도 있겠네', '뭐, 어느 쪽이든 상관없어'처럼 유연하게 바라보고 때로는 흘려보내는 자세는 결국 자신이 편하고 행복한 마음으로 살기 위한 방법이고 현명한 지혜다.

이것은 인간관계에서도 동일하다. 상대방에 대한 선입견과 편견을 일방적으로 가질수록 대인관계에서 오는 스트레스는 점점 커질 뿐이다.

어떤 사람에게든 멋진 면과 아쉬운 면이 있다. 양쪽 모두 갖고 있는 것이 인간이며 어느 한쪽만 갖고 있는 사람은 없다. 그러므로 **상대방의 좋은 면만 보고 지나치게 칭찬하는 것도, 반대로 잘못된 면에만 집중하며 비난하는 것도 둘 다 결코 똑똑한 행동이 아니다.**

일테면 연예인의 불륜 보도가 나오면 모두 그들을 비난하고 손가락질할 텐데, 그런 상황조차도 일부러 그 사람의 좋은 점을 찾아보려는 노력은 너그러움이고 관용의 정신이며 머리 좋은 사람의 행동이라고 생각한다.

인지심리학에서 '메타인지'라는 말이 있다. 이것은 자신이 무엇을 알고 있고 이해하고 있는지 마치 높은 곳에서 내려다보듯 인지하는 것을 말한다.

이처럼 자신이 어떤 생각을 가졌을 때 그 내용을 객관화하면서 '다르게 볼 수는 없을까?'라거나 '내 생각에만 사로잡혀 있는 건 아닐까?'라며 마치 자문자답하는 습관을 들이는 게 중요하다.

한 가지 견해만 고집하지 않고 여러 견해를 가질 수 있는 사람, 즉 '인지적 복잡성'이 높은 사람은 내 생각과 다른 상대방의 생각도 이해하고 종합적인 판단을 할 수 있다.

다양한 각도에서 사물을 파악해 '저 사람에게도 이런 좋은 면이 있구나', '혹시 이러저러한 사정이 있는지도 모르겠군'이라는 관용의 정신을 가질 수 있는 사람은 인간적으로 무척 성숙해서 우아하고 지적이라고 생각될 것이다.

언어 능력이란 어려운 것을 알기 쉽게 표현하는 힘

인간관계에 관해 말했으니, 지금부터는 '말하는 방법'에 대해서도 살펴보고 싶다. 머리가 좋은 사람의 특징에는 말을 잘한다거나 말하는 방식이 매력적이거나 하는 부분이 있다.

반면 일본인은 어떤가 하면, 지필 시험 점수가 높거나 독서가라서 풍부한 지식을 갖고 있는 그런 사람을 머리가 좋다고 여기는 경향이 있다.

그러나 많은 사람의 주목을 받고 다른 사람을 매혹하는 사람은 아무래도 **언어화력(言語化力)**이 뛰어난 사람이라고 생각한다. 이런 점에서 이케가미 아키라(池上彰 : 일본의 저널리스트이며 작가)도 마찬가지다. 막대한 지식은 물론이거니와 그 지식을 알기 쉽게 표현해 내는 힘이 뛰어나기 때문에 이만큼 꾸준하게 활약하고 있는 것이리라.

내가 생각하는 **언어 능력이란, '이해하기 어려운 것을 알기 쉽게 표현하는 힘**'이다. 왠지 모르겠지만 많은 사람이 어려운 말을 많이 사용하는 사람을 똑똑한 사람이라고 여기는 것 같은데 전혀 그렇지 않다. 오히려 어려운 것을 알기 쉽게 말하는 것이야말로 진짜 테크닉이 필요한 일이고 동시에 우리에게 진정으로 필요한 능력이다.

우리는 일반 서적을 쓰는 사람보다 다소 어려운 논문을 쓰는 사람이 더 권위가 있다고 생각하는 것 같다. 한편, 미국 등 유럽에서는 일반 서적을 쓰는 사람 쪽이 높은 평가를 받고 있으며, 대학의 교수 등도 '티칭 스킬'이라 해서 알기 쉽게 강의하는 사람이 높은 평가를 받는다.

내 이야기를 하자면, 평소 의사로서 다양한 환자들을 만나는데 의술을 펼치는 사람은 설명을 잘해야 하는 직업임을 아주 절실히 느낀다.

처음에는 안 그랬는데 변화가 생겨서 복잡해진 이야기, 처음부터 복잡했던 이야기를 알기 쉽게 설명하는 것은 물론이며 다양한 지적 수준을 가진 환자나 보호자가 찾아오기 때문에 그 한 사람 한 사람에 맞춰 설명해야 하기 때문이다. 그래서 조금이라도 상대방이 이해하기 쉽게 설명할 수 있도록 미리 방법을 궁리해 두는 등 어떻게 말하는 게 좋을지 언제나 유념하고 있다.

어려운 단어나 개념을 마치 자랑인 양 내세우는 게 아니라 상대방의 이해도를 자세히 살피면서 알기 쉽게 말하는 고령자야말로 인격과 지성이 느껴지지 않겠는가?

요로 다케시(養老孟司 : 일본의 해부학자이자 뇌와 사회에 대한 독창적인 시각을 제시하는 글을 쓴 베스트셀러 작가)가 그의 책을 통해 인간에게는 '바보의 벽'이 있다고 말한 적이 있다. 그는 사람들이 서로 소통하지 못하는 것은 상대방이 바보라서가 아니라 저마다 인지의 방식이 다르기 때문이며 따라서 대화할 때 자신이 의도한 대로 전달되지 않는 것은 어쩔 수 없다는 것이다.

비록 이 말을 받아들인다고 하더라도, 상대방이 이해할 수 있도록 최선을 다해 해결 방법을 모색하는 자세는 매우 중요하다고 생각한다.

'정리하는 힘'이 있어야 비로소 '전달하는 힘'이 발휘된다

이야기를 잘하는 사람과 그렇지 않은 사람을 나누는 가장 중요한 포인트는 얻은 정보와 지식, 자신의 생각 등을 '정리하는 힘'에 있다고 생각한다.

알기 쉽게 말을 하기 위해서는 가장 먼저 나만의 방식으로 그 내용을 이해하고 있어야 한다. 이때 필요한 능력이 사물의 큰 틀을 아는 것, 즉 요점을 짚어 정리하는 것이다.

많은 학자는 조그만 것을 놓고 논쟁하는 경향이 있는데 중요한 것은 디테일에 있는 게 아니라 요점과 개요를 파악하는 데에 있다. 예를 들면 '불교, 크리스트교, 유대교, 이슬람교라는 4대 종교의 차이'나 '불교의 법화경과 반야심경의 차이'를 간단하게나마 설명해야 하는 자리라면 대략적이라도 각각에 대한 전체상(全體像)을 알고 있어야 설명하기 쉽지 않겠는가 말이다.

자신의 생각을 논리 정연하게 전할 때도, 재미있는 이야기로 발전시킬 때도 기본이 되는 것은 요점을 찾아 정리하는 능력이고 그 힘이 생겨야 표현하는 힘도 기를 수 있다.

다른 사람과 대화를 할 때도 요약하는 힘이 있으면 '그러니까 이 사람이 지금 말하고 싶은 뜻은 이런 거겠구나'라며 포인트를 잡을 수 있다. 그렇게 해서 상대방이 말하고 싶은 것, 의도하는 것이 이해됐다면 그 요구를 만족시켜 줄 수 있게 되고 말이다.

이처럼, **요점을 짚고 정리하는 능력은 커뮤니케이션 상황에서 매우 중요한 힘**이다. 하지만 안타깝게도 우리의 교육은 '정리하는 힘'을 키우는 데 소홀한 것 같다. 외국에서는 긴 글이나 논문을 읽고, 이해한 내용에서 핵심을 정리하는 교육이 이루어지고 있는 데 반해 우리는 등장인물의 심리 이해를 수업하거나 자기가 느낀 감정을 말하라고 한다. 일부러 '정리하는 힘'을 훈련하지 않아도 독해력은 저절로 생긴다고 여기는 것이다.

그러나 **OECD(경제협력개발기구)의 조사를 통해 우리의**

독해력이 세계 평균 수준을 밑돌고 있음이 판명되었다.

　이것은 즉, 우리에게는 지금까지 생각이나 지식을 정리하기 위한 트레이닝을 제대로 받지 않았다는 것을 의미하며 그래서 표현하고 전달하는 데에 영향을 받고 있다는 뜻이다.

　이 말에 '그래도 난 요점 정리는 할 줄 아는데'라는 생각이 들 수 있는데, 막상 말하려 하면 의도대로 표현이 잘되지 않거나 말하는 내용이 중구난방이라 정리가 안 되는 지경이라면 그것도 요점을 짚어 정리하는 힘이 부족하다는 뜻이다.

　하지만 **이 정리하는 능력도 조금만 의식을 바꿔 보거나 매일매일 일상 속에서 훈련을 하면 대부분은 배울 수 있다.** 결국 여기서도 중요한 것은 약간의 기술과 의욕인 것이다.

책이나 신문 등을 읽으며 내용을 정리해 본다

정리하는 힘을 키우기 위해 효과적인 방법은 **다양한 정보에 접했을 때 그 내용을 요약해 보는 것**이다. '어쨌든 알아들은 것 같다'로 끝내 버리지 말라는 뜻이다.

책이나 신문을 읽거나 다른 사람의 이야기를 들었을 때 머리로는 이해한 것 같아도 누가 "자, 지금 그 내용을 정리해 주십시오"라고 하면 이야기가 왔다 갔다 하는 사람이 많지 않을까 싶다.

'안 것 같다'와 '실제로 내용을 제대로 이해하고 있어서 정리할 수 있다'는 완전히 다른 차원이다. 그렇기 때문에 의식해서 요약하는 훈련을 반복하는 게 중요하다. 설명 작업을 게을리하지 말라는 의미다.

요약하려고 할 때는 '가장 중요한 것은 무엇인가'를 염두에 두자. '이것도 말하고 싶고 저것도 말하고 싶다'가 되어 버리면 내용이 산만해져 무엇이 중요한지 핵심을 놓칠 수 있다. 가장 먼저 핵심이 되는 단어나 구절을 찾고 그다음에 내용을 붙여 나가면 된다. 이 방법은 대화할 때도 중요하다. **맨 처음에 결론부터 말하는 두괄식 방법을 쓰면 이야기의 방향이 이쪽저쪽으로 세는 것을 막을 수 있다.**

또 한 가지, 일테면 '똑똑한 머리가 되고 싶다'는 마음으로 이 책을 읽고 있듯이, 어떤 목적을 갖고 독서를 할 경우에는 1장, 2장처럼 장 단위로 차분히 읽을 것을 권한다.

속독이 멋지다고 생각하는 사람이 많은 것 같은데, 한 권 전체를 재빠르게 통독하는 게 항상 좋은 건 아니다. 오히려 정리하는 힘을 키우고자 한다면 훌훌 읽어 내려갈 게 아니라 요소, 요소에서 멈춰서 '여기까지의 내용을 한번 정리해 보자'라며 곱씹어 보며 읽는 **'부분 숙독'**을 해 보길 바란다.

파트마다 잠시 멈추어 요약해 보는 작업을 반복하면 정리하는 힘이 저절로 붙을 것이다.

비유를 잘하는 사람의 이야기는 이해하기 쉽다

'비유 이야기를 효과적으로 사용한다'라는 것도 이해하기 쉽게 이야기하기 위한 포인트라고 생각한다.

행동경제학에서 '인간은 손실과 이득에 다르게 반응하며 특히 손실에 더 민감하게 반응한다'는 이론이 있다. 이때 어떤 행동이 나에게 손해인가 이득인가를 판단하는 기준을 '참조점(參照點)'이라 하는데 이것은 사람마다 자신의 의사 결정에 매우 큰 영향을 미치며 개인차가 존재한다. 이 참조점을 설명하기 위해 다음과 같은 예를 들어 보겠다.

100억 엔을 갖고 있는 사람이 1만 엔 손해를 보았다고 치자. 언뜻 보면 큰 손해는 아니라고 생각할지 모르겠는데, 이 사람의 참조점은 100억 엔이기 때문에 거기에서 1만 엔의 손해가 나면 아마 엄청난 손해를 본 것 같은 느낌이 든다.

한편, 1,000엔밖에 없는 사람이 100엔의 이득을 보았다고 하자. 이 사람은 참조점은 1,000엔이므로 거기에서 100엔이 늘어났다는 것만으로도 무척 행복하게 느낀다.

이처럼 젊었을 때 돈도 많고 이성에게 꽤 인기가 있었으며, 출세 가도를 달렸던 사람이 고령이 되어 이러한 것들을 잃게 되면 뭐든지 갖고 있던 옛날에 비해 지금의 자신을 한층 더 비참하게 느낀다.

반면, 젊었을 때 무척 가난했고 이성에게도 딱히 이렇다 할 인기가 없어 만족스럽지 못한 인생을 보내던 사람이 고령이 되어 노인요양시설에 들어갔다 하자.

그러면 어떻게 바뀌는가 하면, 직원이 친절하게 대해 준다. 더위도 추위도 없이 쾌적한 실내에서 지낼 수 있다. 예전보다 훨씬 맛있는 밥을 먹을 수 있다. 인생 말년에 호강이다 등 감사의 마음으로 큰 기쁨을 느낀다.

 즉, 고령이 될수록 참조점이 낮아지는 편이 행복의 기준도 함께 낮아져서 마음이 만족감으로 충만해지는 것이다.

 이처럼 '참조점'이 무엇인지 설명하기 위해 비유를 활용했는데 어떤가?

 경제에 관한 이야기를 할 때도 마찬가지다. **어려운 경제 용어를 주야장천 써 가며 말하기보다 이처럼 비유하여 말하는 방법을 사용하면 훨씬 알기 쉽게 전달할 수 있다.** 이러한 언어 능력이야말로 나이를 먹은 사람이 갖춰야 할 능력이 아닐까.

 비유하며 알기 쉽게 이야기하는 경우에도 그 토대가 되는 것은 요점을 짚어 정리하는 능력이다. 내용을 이해하고 자신의 관점으로 소화한 뒤 정리하는 힘으로 뼈대를 세운 다음에야 내용을 붙여 나가야 하기 때문이다.

스피치를 해야 한다면 사전에 원고를 준비한다

사람의 마음을 사로잡을 수 있는 말을 잘하고 싶다고 생각했을 때는, 역시 평소에 준비해 두는 것이 필수적이다.

결혼식에서 **축사를 하게 생겼다거나 다른 사람 앞에서 무언가 발표를 할 상황이 예정되어 있다면 사전에 원고를 준비해 둘 것**을 추천한다.

결혼식의 축사를 해 달라는 부탁을 받았다면 미리 원고를 쓰고서 가족이나 친구 앞에서 소리 내어 읽어 보자. 그들의 피드백을 받으면서 보완해 가는 것이다. 혹시라도 직접 원고를 쓰는 게 어렵다면 전문가의 손도 빌려 보자.

정치인이든 뭐든 스피치 원고를 미리 준비하는 습관이 거의 없는 것 같다. 원고가 있다고 해도 실무 담당자가 작성한 원고를 본인조차 제대로 이해하지 못한 채 그저 줄줄 읽기만 하고 있다는 인상을 준다.

J·F 케네디가 닉슨을 이겨 제35대 미국 대통령으로 취임했을 때의 승리 요인은 멋진 연설이었다고 한다.

케네디 하면 활달하고 말도 잘해서 언제나 환호 속에 미소 짓는 이미지가 떠오르지만 원래 그는 서재에 틀어박혀 연구만 하는 학자 스타일이었다고 한다. 대통령이 되기 전에는 수준 높은 논문을 많이 썼지만 실은 말주변이 없어서 남들 앞에서 말하는 것 자체를 잘하지 못했다고 한다.

그래서 그는 최고의 스피치라이터에게 원고 작성을 의뢰했고, 맹렬하게 연습했다. 그 결과 청중의 마음을 사로잡아 대승리를 거머쥐었다.

'여러분의 국가가 여러분을 위해 무엇을 할 수 있을지 묻지 말고, 여러분이 국가를 위해 무엇을 할 수 있을지 물어야 하지 않겠는가.'

1961년 케네디의 대통령 취임 연설의 한 구절이다.

미국 국민들은 당시 43세라는 젊은 나이에 취임한 새 대통령의 이 열정적인 스피치에 크게 감동했다.

케네디는 자신이 연설에 약하다는 것을 알았기 때문에 예정된 연설이 있으면 전문가의 힘을 빌려서 상황에 맞는 원고를 준비했다. 그리고 그 원고를 되풀이해서 읽고 꼼꼼하게 리허설을 해서 마침내 국민의 마음을 사로잡았던 것이다.

이 대목에서 그저 원고를 읽기에 급급해 보이는 우리의 정치인과는 확연한 차이가 느껴진다.

'보지 않고' 스피치를 하거나 어떤 곳에서든 즉흥적으로 연설을 할 수 있어야 머리가 좋은 것처럼 생각될지 모르지만, 사전에 만반의 준비를 해 두는 것이 훨씬 중요하며, 원고를 전문가에게 의뢰하는 자체도 전혀 창피해야 할 부분이 아니다.

중요한 것은 받은 원고를 완벽하게 숙지해 진짜 내 것으로 만들어 '나만이 할 수 있는 스피치'로 승화할 수 있는가에 있다. 그러기 위해서도 **가장 먼저 할 일은 내용이 이해될 때까지 반복해서 읽고 소화하며 한편으론 연습도 해서 완벽히 내 것으로 만드는 게 중요**하다.

앞에서 예로 들었던 결혼식 축사도 미리 원고를 준비해 읽는 것이 조금도 잘못된 게 아니다. 공식 행사에서 스피치를 하는 사람은 미리 준비한 원고를 보며 하는 게 보통이다. 그만큼 격식을 갖췄다는 인상을 주면서 엄숙하고 정중한 느낌마저 자아낸다.

그러므로 결혼식에서든 어디서든 스피치를 할 때는 당당하게 원고를 들고 나가면 되는 것이다. 침착한 태도로 축복의 말을 할 수 있는 사람은 멋진 사람이고, 신경 써서 꼼꼼히 준비해 줬다며 주최 측에서도 기쁘게 여길 것이다.

사전에 준비도 없이 '닥치면 하지'라며 정리되지 않은 스피치를 하는 게 오히려 더 실례가 되지 않겠는가.

머리가 좋은 사람, 이야기를 잘하는 사람은 남모르게 노력하고 있다

앞에서 사전에 원고를 준비하는 것에 대한 중요성을 말했는데, 샤베쿠리만자이(가운데에 스텐딩 마이크를 두고 두 사람이 만담을 주고받는 형식의 개그) 천재라 불리는 만담가 요코야마 야스시도 실은 나카다 아키시게(中田明成)라는 소속 작가의 대본을 받았는데, 여기에 자신만의 독창성을 가미했기에 천재 만담가라 불렸던 것이다.

중요한 점은 '내용을 하나부터 모두 자신이 생각해 내는 것'이 아니라 '받은 원고를 나만이 할 수 있는 방법으로 재미있게 연기하는 것'이다.

배우들도 마찬가지다. 작가가 쓴 시나리오를 배우가 어떻게 해석해서 연기하는가에 따라 그 모습이 완전히 달라지기 때문에 시청자로서는 그 부분이 더없이 감사하게 느껴진다. 배우 미즈타니 유타카(水谷豊)가 드라마 〈파트너〉(일본 방영 제목은 〈아이보(相棒)〉이며, 미궁에 빠진 형사 사건을 추적하는 내용의 드라마)의 시나리오를 어떻게 읽어냈는가에 따라 우리가 보는 스기시타 우쿄(杉下右京)라는 인물의 캐릭터와 동작이 크게 달라질 수 있었을 테니 말이다.

절의 주지 스님이 하는 법문도 똑같다. 물론 대부분은 주지 스님 본인의 체험을 바탕으로 부처님의 가르침을 담은 법문을 하겠지만 미디어 등에서 소재를 가져와 접목한 뒤 말하는 경우도 있다. 이처럼 해석하고 표현해 내는 능력에서 그 사람만의 매력이 드러나는 것이다.

순간적으로 멋진 이야기를 한다거나 상황에 어울리는 애드립으로 잘 되받는 사람도 대부분은 평소에 꾸준히 노력하고 있다. 텔레비전에서 볼 때마다 '와, 진짜 머리 좋은 사람이구나'라는 감탄이 절로 나오는 어느 학자는 날카로운 생각과 재치 있는 임기응변으로 유명하다. 그 사람도 철저하게 사전 준비를 하고 있었다. 자신이 나온 프로그램은 반드시 녹화본을 보면서 모니터링을 통해 개선점을 찾는다는 이야기를 듣고 역시나 숨은 노력이 있었다며 감탄했다.

종종 자유분방하게 되는 대로 말하는 것처럼 보이는 개그맨도 실은 생방송 중에 중간 광고가 나갈 때면 마음을 가다듬고는 다음에 자신이 할 말을 숙지한다.

가사 바꿔 부르기의 천재 가몬 타츠오(嘉門達夫)도 언제나 안테나를 쫑긋 세우고 살다가 '뭐가 되겠다' 싶은 게 느껴지면 그때마다 즉시 메모를 해 둔다고 한다.

이처럼, **천재적인 능력을 발휘하는 사람들이야말로 심혈을 기울여 사전 준비를 할뿐더러 평소에도 지속적인 노력을 하는 것**이다.

물론, 선천적인 능력이 탁월한 케이스도 있을 것이다.

국민 MC로 활약 중인 아키시아 산마(明石家さんま)는 내가 지금까지 본 사람 중에서 텔레비전의 세계에 가장 잘 맞는 사람 같다.

물론 그 역시 평소에 꾸준히 노력하고 있겠지만, 누가 무슨 소리를 하든 순간적으로 재미있는 분위기로 바꿀 수 있는 빠른 전환력이 그야말로 대단하다. 게스트가 아무리 평범한 사람이라도 재치 있는 애드립을 구사해서 게스트만의 유니크한 부분을 부각하니, 정말 희귀한 재능이 아닐 수 없다.

이 말을 듣고 '역시 선천적인 게 크구나'라며 실망할지 모르지만, 이 책을 읽고 있는 시니어 독자는 아키시마 산마처럼 방송계의 최고봉을 추구하는 게 아니지 않은가.

그러니 전혀 천재를 목표로 할 필요가 없으며, 천재는 될 수 없다고 자각하는 편이 마음의 안정을 유지하는 데 도움이 되리라 생각한다.

그런데 천재는 되지 못할지라도 노력과 습관을 지속해 지금보다 훨씬 좋은 머리가 되는 건 가능하다. 그 결과로써 똑똑하고 현명한 할아버지, 할머니라는 찬사를 듣는 것 역시 충분히 가능하다.

말 잘하는 방법? 훈련을 하면 누구나 가능하다

요점을 파악하고 정리하는 힘과 매력적으로 말하는 방법은 훈련을 반복하면 확실히 배울 수 있다.

그러므로 '어차피 나는 말주변이 없어서'라며 미리 포기부터 하면 그야말로 아깝기 그지없다. 훈련에 앞서 중요한 점은 경험을 늘리고 '말 잘하는 사람이 되겠다'는 의욕을 갖는 것이다.

나도 지금에 와서야 알기 쉽게 표현하는 언어 능력과 말하기가 좀 자신이 생겼는데, 워낙 성격이 이과 쪽이기도 했고 중·고등학교 시절에는 국어 과목도, 작문도 싫어해서 결코 말 잘하는 편이 아니었다.

그런데 대학에 들어와서 우연하게 학생 기자가 되어 글을 쓰게 됐는데, 편집자의 지속적인 수정을 받다 보니 어느 사이에 이해하기 쉬운 문장을 쓸 수 있게 발전되어 갔다. 또 지금 이렇게 많은 책을 출판하면서 문장력 역시 훈련된다고 생각한다. 강연회 등을 할 기회가 늘어나면서 자연히 말하는 힘도 자랐다고 느낀다.

나는 교육자 입장에서 '**공부를 하는데도 성적이 나쁜 학생과 공부하지 않고 성적이 나쁜 학생, 어떤 학생을 맡고 싶습니까?**'라는 질문을 받을 때가 있다.

대답은 말할 것도 없이 '공부를 하는데도 성적이 나쁜 학생'이다. 왜냐면 공부를 하는 학생은 의욕이 있다는 것부터 유리한 조건을 갖고 있기 때문이다. 이 학생은 성적을 올리는 방법을 몰라서 그렇지 하는 방법만 알면 반드시 공부를 잘하게 된다. 반면, 공부를 하지 않는 학생은 공부할 마음이 들게 하고 실행도 하게 만들어야 하는데, 그 과정이 결코 만만한 일이 아니다.

지금 보다 나은 자신이 되려는 마음을 갖고, 효과적인 방법으로 노력을 지속하는 것이 무엇보다 중요하다. 선천적으로 갖고 태어난 능력은 전혀 관계없다. **올바른 훈련을 반복하면 누구라도 말 잘하는 사람이 될 수 있는 것이다.**

CHAPTER

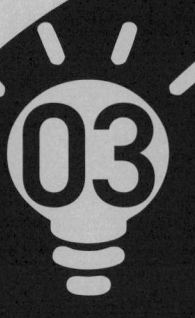

노화와 질병에 똑똑하게 대처한다

의사가 말하는 대로 하지 않는 현명함을 갖자

이 나이대 사람들의 관심사라 하면 노화와 질병에 관한 것이 압도적으로 많지 않을까.

가능하다면 누구나 안 늙고 싶고 질병에도 안 걸리고 싶다. 하지만 생명을 유지하며 살고 있는 한 사람은 늙어가고 병에도 걸린다. 피할 수 없는 이것들을 어떻게 마주하느냐에 따라 인생을 대하는 자세와 행복 그 자체와 밀접하게 연관될 것이다.

이번 장에서는 이에 관해 살펴보며 내가 생각하는 '노화와 질병과의 지적인 대면 방법'을 전하고자 한다.

여러분 중에는 단골 병원이 있는 사람도 많을 것이다.

잠시 다음 질문에 따라 한번 생각해 보자. 단골 병원의 의사가 말하는 대로 약을 복용해서 컨디션이 나빠지지 않았는가? 당신이 갖고 있는 의문이나 불안에 대해 그 의사는 썩 개운치 않은 대응을 하지는 않았는가? 당신의 체질과 상황을 고려하지 않고 '일단 약을 먹으면 괜찮다'라는 분위기로 몰고 가지 않았는가?

혹시 떠오르는 것이 있다면 그 의사를 의심해 보자. 그리고 그 사람이 기분 상할 것을 뻔히 알면서도 진료를 받을 때 움츠러들지 말고 궁금한 점을 질문하거나 생각이나 희망을 말해 보는 것이다. 그러면서 메모를 하거나 녹음을 하는 등의 태도를 보이면 의사도 함부로 하지 못하고 태도를 바꿔 친절하고 정중하게 대하지 않을까 싶다.

그렇게 했는데도 자신이 안심되는 소통이 이루어지지 않는다면, 다른 병원을 찾는 것도 생각하자.

많은 사람이 의사를 절대적인 존재라 믿고 있는 것 같다. 내가 아프면 어떤 병원에 가더라도 변함없이 최선의 치료를 받을 수 있다고 믿는 사람이 적지 않을 것이다.

하지만 결코 그렇지 않다. **의사는 만능이 아니며, 그들이**

하는 말도 절대적인 것이 아니다.

많은 사람이 경험하고 있을 텐데, 병원이 효율주의에 빠져 환자 한 사람 한 사람을 충분히 진찰하기 어려운 경우가 많다.

환자 각자의 상태를 촘촘하게 살피지 않고 오로지 검사 결과로 나온 수치를 정상 범위로 되돌리는 데에 필사적인 모습이다. 그래서 해당 환자에게 정말로 유익한지 어떤지 종합적으로 따져보지 않고 처방하는 것이다.

나는 **안이하게 약에 의존해서는 안 된다**고 생각한다.

물론 감기나 두통이 심할 때 일시적으로 약의 힘을 빌리는 정도는 문제가 되지 않는다. 그러나 장기간에 걸쳐 약을 계속 먹어야 한다면 내장 기능 저하도 있을 수 있고, 여러 약물 복용 리스크도 생길 수 있다.

하지만 **의사가 이러한 약의 부작용에 대해 말하는 경우는 많지 않다.**

고령이 될수록 약의 부작용이 쉽게 나타나기 때문에 약

을 먹고 몸 상태가 나빠졌다면 때로는 약을 버릴 용기도 필요하다.

혈압, 혈당치, 콜레스테롤 수치 등 숫자로 나타나는 것에는 종류도 많은데, 중요한 점은 이 수치들을 정상 범위로 되돌리려 혈안이 될 게 아니라 자기 몸이 보내는 사인에 관심을 기울여야 한다는 것이다.

나는 혈압이 최고혈압 220mmHg라 고혈압의 기준이라는 140mmHg를 훌쩍 넘고 있다. 그럼에도 의사의 처방 약을 그대로 복용하지 않고 있다. 지시대로 복용해서 혈압을 무리하게 낮춰버리면 머리가 멍해지기 때문이다.

그래서 내가 약의 양을 조절해서 대략 170mmHg 언저리가 유지되도록 컨트롤하고 있다.

또 혈당치도 아무것도 하지 않고 가만 놔두면 600mg/dL 정도가 된다. 식후 정상적인 혈당치인 140mg/dL 미만보다 꽤 높은 상태지만 처방받은 대로 다 먹지 않고 운동을 해서 300mg/dL 정도까지 내렸다.

약으로 무리하게 정상 범위까지 낮추느라 일상생활에 불편을 느낄 만큼 컨디션이 나빠지느니 설령 장래에 질병에 대한 위험이 있더라도 지금 편안하게 일상을 지내는 쪽이 나에게는 더 중요하기 때문이다. 필요 이상으로 건강에 신경 쓰느라 참아야만 하는 생활을 하느니 장수에 연연하지 않고 이 세상 떠날 때까지 즐겁게, 나답게 살고 싶다.

자신이 받을 의료는 자기 스스로 정하는 게 좋다고 생각한다. 이는 자신이 노년을 어떻게 살고 싶은가 하는 삶의 모습과 그대로 이어진다.

나의 의사는 내 인생관과 생사관을 이해하려 노력하는 사람인가? 소중한 생명을 맡기는 데 충분한 사람인가?

언제나 이런 물음을 가지면 좋겠다. **의사가 하라는 대로 하지 않는다는 의미는 어쩌면 시니어 세대를 맞이한 우리가 내 삶을 나답게 사는 즐거움을 한층 끌어올리는, 매우 중요한 지성**이라고 생각한다.

의사도 병원도 자신이 꼼꼼히 알아본 후 선택한다

그렇다면 나에게 좋은 병원, 좋은 의사를 어떻게 알아볼 수 있을까?

그보다 먼저 말해 두고 싶은 것이 있는데, 충격적이게도 우리나라의 상당수 의사가 환자의 발병 이후의 인생에 대해서 별달리 고려하지 않고 '사망하지만 않으면 된다'고 생각한다는 점이다.

그들은 자신의 병원을 찾아온 환자의 '생활의 질'이 앞으로 얼마나 떨어질지, 어떤 후유증이 남을지 같은 것에는 유감스럽게도 관심을 보이지 않는다. 때로는 환자보다 자신의 체면을 우선시하기도 한다.

이런 상황 속에서 환자의 생각과 불안을 온전히 이해하고 적절한 치료를 해 주는 의사를 만날 수 있느냐는 시니어 세대에게 매우 중요할 것이다.

좋은 의사를 만났는가에 따라 심신의 건강과 안정감 그리고 **인생의 행복도가 크게 달라질 테니** 말이다.

나는 신뢰할 수 있는 의사의 조건 중 하나로, 표준적인 수치나 방법에 매몰되지 않고 **환자 한 사람 한 사람의 상태에 맞춘 유연한 치료가 가능한가**를 첫 번째로 꼽는다. 다시 말해 '기준치 지상주의'를 추종하는 의사는 신용할 수 없다고 생각한다.

일테면 약을 처방한 뒤에 경과 관찰을 꼼꼼히 해서 이 환자는 복용량을 줄이는 편이 좋겠다거나 이 환자는 지금 혈압이 다소 높지만 컨디션은 괜찮은 것 같다는 등 환자마다 상태를 고려해 가며 유연하게 처방해야 한다.

실제로 나도 '선생님에게 처방받은 약을 먹으면 몸 상태가 좀 시원찮다' 같은 말을 환자에게 들으면 약의 양을 좀 줄여 보거나 다른 약으로 바꾸거나 한다. 이러한 조정을 반복하면서 그 환자에게 맞는 최적의 치료법을 찾아가는 것이다.

또 특정 질환이나 장기(臟器)만 집중적으로 진찰하는 병원은 권하지 않는다. **그 사람의 나이, 체질, 그 밖의 만성 질환 같은 요소도 고려하면서 종합적인 치료를 해 주는 병원을 찾자.** 그러한 의미에서 주로 개별 장기를 전문적으로 치료하는 대학 병원은 고령자에게는 가장 좋은 선택이라고 말할 수 없다.

그리고 이야기를 나누면 내 마음이 편안해지고 즐거운 마음으로 통원할 수 있게 해 주는 그런 사람이 주치의면 좋겠다. 심신의 건강을 위해 방문한 병원인데 불안과 스트레스를 더해서는 본말전도일 테니 말이다.

그러니 발품을 팔아 보자. 아무래도 경험을 쌓으면 나랑 잘 맞을 의사를 만날 가능성도 그만큼 높아질 테니 말이다. **의사도, 병원도 자신에게 가장 좋은 선택이 될 수 있게 꼼꼼히 알아보고 선택하자. 이것은 시니어가 가져야 할 매우 중요한 지혜라고** 생각한다.

건강 검진을 절대시할 필요는 없다고 이해한다

건강 검진 결과에 일희일비하고 불안해하는 사람도 많을 것이다. 그런 사람에게는 충격적인 발언이 될지 모르지만, 나는 건강 검진의 수치를 절대시할 필요가 없다고 생각한다.

그 이유는 <mark>검사 결과와 실제 건강 상태가 연동되지 않기 때문이다. 수치가 이상 소견인데도 건강한 사람이 있고 반대로 수치가 정상이라는데 질병에 걸린 사람도 있다.</mark>

이러한 현상이 일어나는 이유는, 우리의 건강 검진이 상대 평가에 의해 '정상'이라는 수치를 설정하고 있기 때문이다. 건강한 사람들의 검사 수치에서 평균값을 내고, 그 평균값의 95% 범위에 들어가면 '정상 범위'로, 거기에서 벗어나면 '이상 소견'이라고 나온다.

예를 들면 '콜레스테롤 수치 이상 소견'이 나왔다면, 이는 어디까지나 정상 범위에서 벗어났다는 뜻이지 분명히 병에 걸릴 것이라는 근거가 아니라는 의미다.

건강 검진에는 검사 항목이 몇십 개나 되지만, 그중에서 질병과의 명확한 인과 관계를 살펴볼 수 있는 것은 혈압과 혈당치, 적혈구 수치 등 5개 항목 정도다. 그 외의 항목에 관해서는 명백한 초과가 아닌 한 장래에 병에 걸린다는 증거가 아니다.

콜레스테롤 수치에 관해서는, 다소 높은 편이 면역력이 향상되고 암에 잘 걸리지 않는다는 것이 알려졌다. 그리고 혈당치를 무리하게 낮추면 저혈당이 와서 의식 장애의 위험이 커진다. 혈압 역시 너무 낮추면 어지러워서 넘어질 위험이 커진다.

이러한 상황들을 고려하지 않고 **무조건 정상 수치만을 추구하는 것은 위험**하다. 만일 건강 검진을 꼭 해 봐야겠다면, 일반적인 건강 검진보다 **심혈관이나 뇌혈관 건강 검진을 받는 편이 돌연사를 일으킬 수 있는 질병을 발견하는 데 도움이 되므로 훨씬 큰 이점을 가진다.**

노화에 맞서기, 이것이 즐겁게 살기 위한 어른의 지성

이 책의 주제와도 통하는데, 시니어 세대는 '나는 아직 젊어'라는 마음으로 사는 것이 매우 중요하다.

오늘날의 시니어는 옛날과 비교해 훨씬 젊고 다양한 활동도 가능해서 실제로 70대라는 나이에 노벨 물리학상을 받은 고시바 마사토시(小柴昌俊)처럼 고령임에도 눈부신 활약을 하는 사람이 많다.

나이를 탓하며 자신의 가능성을 스스로 좁히는 건 무척 아깝다. **세상에서 흔히 '안티에이징'이라 불리는 것들은 실제로 노화의 속도를 늦춘다.** 그러니 앞으로는 '이 나이에 무슨' 같은 말은 머릿속에서 완전히 지우고 자신의 무궁무진

한 가능성을 믿자.

그런 면에서, **노화와 싸울 동안은 제대로 확실하게 싸우는 게 중요하다. 머리도 몸도 사용하면 사용할수록 노화를 늦출 수 있다.**

내가 많은 환자를 진찰하면서 깨달은 것이 있는데, 급격히 쇠약해지는 사람은 자신의 나이를 이유로 다양한 활동을 그만두는 사람들이었다는 점이다.

'나는 아직 이것도 할 수 있고, 저것도 할 수 있다'는 마음은 소소한 성취감과 즐거움을 주므로 삶의 수준을 끌어올릴뿐더러 실제로 이런 자세로 다양한 것에 계속 도전하는 사람은 육체적으로도 정신적으로도 젊음을 유지한다.

오늘 건강하게 걸을 수 있는 사람이 1년 후에도 같은 상태를 유지한다는 보장은 없다. 그러니 '진심으로 노화에 맞서겠다'고 결심하자. **지금 할 수 있는 것에 감사하고 그 기능을 있는 힘껏 활용해 싸우는 것은, 어떻게 살아야 즐겁고 풍요로운 인생을 살 수 있는지 아는 어른의 지성이다.**

노화를 받아들이는 것도
풍요로운 마음으로
살기 위한 지혜

 앞에서 노화에 맞서는 것이 중요하다고 했는데, 지금부터는 전혀 다른 말을 해 보려 한다. 바로 '노화를 받아들인다'는 것 역시 상쾌한 기분으로 현명하게 살기 위해 빠뜨릴 수 없는 자세라고 생각한다.

 노화와 맞서는 자세는 확실히 사람을 젊게 만드는 것 같다. 하지만 사람은 누구나 반드시 늙고, 이는 명백한 사실이다. 그럼에도 인정하지 않고 계속해서 반발한다면 인생은 계속 답답하고 괴로우며 때로는 비애로 가득 찰 것이 분명하다.

 나는 고령자 의료에 주력하는 요쿠후카이(浴風会) 병원에 근무하며 오랫동안 고령자의 뇌와 장기에 관련한 연구를 했다.

내가 근무하던 당시는 연간 100건 정도의 부검이 있었는데, 그 결과 85세가 넘으면 뇌에 알츠하이머형 신경 변성이 없는 사람, 몸 안에 암이 없는 사람, 동맥경화가 일어나지 않은 사람은 1명도 없더라는 사실이다.

일상의 생활 습관에 아무리 신경을 써도, 꾸준히 노력을 기울여도, 어느 정도의 나이가 되면 누구나 치매나 고혈압, 당뇨 같은 생활습관병에 걸리는 것이다.

이처럼 **사람은 반드시 늙어가는 존재이고, 이것이 자연의 섭리이다. 이를 이해하면 자신의 노화를 자각했을 때 당황해 어찌할 바를 모르거나 비관적으로 되는 것도 피할 수 있지 않을까.**

우선은 철저하게 노화와 맞서자. 그러다 결국 노화가 찾아오면 '올 게 왔군'하면서 깔끔하게 받아들이자. 이처럼 **'그리되면 그리된 대로, 긍정적으로 살 수 있는'** 사람은 어른으로서의 지성을 갖춘 사람이라 생각한다.

한편, 노화를 받아들인다는 말이 결코 이후의 인생을 포기한다는 말과 동의어가 아니다.

그래서 설령 누워서만 지내게 됐더라도 여전히 할 수 있는 게 있다. 다른 사람과 수다를 즐길 수 있고 이런저런 아이디어도 생각할 수 있다. 창작욕을 불태워서 이야기를 짓는다거나 시를 쓸 수도 있다.

지금, 자신이 할 수 있는 최선의 노력을 기울일 수 있는 사람은 어떠한 상황에 처해도 마음에 등불이 계속 타오르게 할 수 있다.

행복하냐 아니냐는 결국 본인의 주관에 의한 것이다. 비슷한 노화 현상을 겪고 있는 두 사람이 있을 때 한 사람은 '이렇게 나이를 먹어 버리다니, 나는 불행하다'라 생각하는 반면 다른 사람은 '할 수 있는 게 아직도 많고, 앞으로 키워 나갈 힘도 있으니 나는 복 받은 사람이다'라 생각하는 것처럼, **완전히 같은 조건에 처해 있어도 사고방식 하나로 이렇게 바라보는 세계가 달라질 수 있는 것**이다.

마이너스적 사고는 뇌, 마음, 몸의 노화를 촉진한다. 노화하지 않도록 노력하는 것은 무척 중요하지만 늙으면 늙는 대로 살아간다는 자세 또한 중요하다. 이런 발상이 없

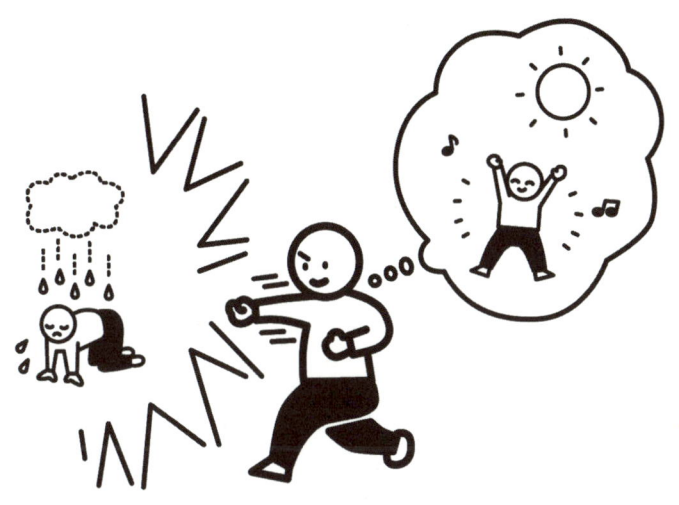

같은 상황에 있다면
이왕이면 긍정적으로 세상을 보자

으면 시니어 시기를 풍요로운 마음으로 살기 어려워진다.

노화를 느꼈을 때 그 자체는 어쩔 수 없는 일이라며 깔끔하게 받아들이고 '그렇다면 앞으로 어떻게 해야 인생을 행복하게 살 수 있을까'라며 적극적으로 도전하는 마음을 갖자. 이러한 자세는 이 시기를 맞이한 사람들이 긍정적으로 살기 위해 준비해야 할 최상의 지혜다.

'질병과 함께 산다'는 태도가 정신을 안정시킨다

앞에서 말한 '노화를 받아들인다'는 내용과도 통하는 말인데, 질병에 대해서도 **'걸리면 걸린 대로 살아간다'**는 정신이 노년기를 평화롭고 풍요로운 마음으로 보내는 핵심이라고 생각한다.

사람은 반드시 늙고, 늙으면 질병에 걸린다. 어느 정도의 나이대가 되면 무슨 질환 하나 걸리지 않은 사람이 거의 없을 정도다.

질병을 뿌리 뽑으려는 삶의 태도는 어느 시기까지는 당연히 중요하며 효과를 발휘한다.

하지만, 그렇다고 해서 **질병에 걸리면 인생이 끝나는가 하면 절대 그렇지 않다.**

질병을 혐오스러운 것으로 인식하고 꺼림칙하게 여겨 회피할 게 아니라 '함께 산다'는 'with의 정신'으로 살아가면 어떨까? 즉, 자신이 질병에 걸렸음을 수용하고, 그렇다면 앞으로는 어떻게 해야 남은 날들을 행복하게 지낼 수 있을까를 탐구하는 편이 훨씬 건설적이라는 뜻이다.

정신과 의사인 모리타 마사타케(森田正馬)가 제창한 '모리타 요법'이란 것이 있다. 이것은 불안을 제거해야 할 대상으로 보는 게 아니라 불안을 수용하고 인정한 상태에서 어떻게 살아갈 것인지 능동적으로 사고하는 마음 치료법이다. 즉, **바꿀 수 있는 것에 대해서는 고민하고, 바꿀 수 없는 것에 대해서는 받아들이는 것**이다.

예를 들면, '적면증(赤面症: 정신건강의학적인 문제로 인해 나타나는 신체 증상 중 하나) 때문에 사람들이 나를 좋아하지 않는다'는 고민을 하는 환자가 있다고 하자.

모리타 요법으로 접근하면, 이 사람의 '얼굴이 붉어지는 상태' 자체를 바꾸려 하지 않는다. 얼굴이 붉어지는 것을 본인이 있는 그대로 수용한 뒤, 그렇다면 다른 사람들에게

호감을 얻으려면 어떻게 하면 좋을지 그 방법을 생각하는 과정으로 진행한다.

그래서 좀 더 상냥한 표정을 짓는다거나 말하는 방식을 바꿔 본다거나 아니면 "저는 존경하는 사람 앞에서는 얼굴이 붉어집니다"라며 먼저 상대방에게 말을 건네어 본다 같은 어드바이스를 한다.

질병에 걸렸을 때도 이러한 사고가 가능하면 바로 거기부터 앞날에 대한 삶의 방식이 바뀌기 시작하지 않을까.

물론 질병 치료를 위해 노력하는 것은 중요하다. 다만 내가 여기서 말하고 싶은 것은 그게 어려워졌을 때 대한 것이다. 만약 회복의 전망이 어둡다면, **그 질병이 있는 상태에서 어떻게 해야 앞으로의 인생을 긍정적으로 살아갈 수 있을까를 생각하는 것이 중요**하다는 뜻이다.

그래서 **병마와 싸우다 즉, 투병이 아니라 병마와 함께 산다는 '공병(共病)'**의 정신으로 질병을 잘 길들이면서 살아가는 침착하고 평온한 정신이 시니어에게 필요하다.

그 구체적인 방법으로 '지금 자신에게 있는 것에 관심 갖기'를 들 수 있다. 아직 내 힘으로 할 수 있는 것, 즉 남아 있는 잔존 능력에 관심을 갖고 소중히 여기며 감사하는 마음으로 살아가는 것이다.

예를 들면, 누워서 지낼 수밖에 없게 되었더라도 시나 그림 창작에 의욕을 불태우는 등 '지금 할 수 있는 것'을 최대한으로 살려 보는 방법은 많이 있다.

패럴림픽 선수들은 그들이 출전한 많은 경기에서 장애가 없는 사람들을 훨씬 능가하는 놀라운 능력을 보여 준다. 갖고 있는 능력을 최대한으로 끌어올려 압도적 기량으로 전 세계를 상대로 겨루고 있는 것이다. 이것이 바로 '할 수 있는 것'을 극한까지 끌어올린 사례라 할 수 있다.

'할 수 없는 것'이 생겼을 때는 그것 대신 '할 수 있는 것'을 어느 수준까지 끌어올릴 수 있는가. 그 순간부터 새로운 도전이 시작된다.

할 수 없는 일을 무언가에 의지하는 것은 머리 좋은 생활을 위한 비법

노화와 질병을 받아들이는 구체적인 행동으로써 '나에게 도움이 되는 것은 싫다 하지 말고 일단은 해 본다'는 자세도 잘 기억해 주길 바란다.

예를 들어 휠체어나 지팡이, 보청기, 기저귀 같은 노인 용품 사용을 완강히 거부하는 사람이 있는데, 그런 모습을 볼 때마다 '그걸 쓰면 생활이 훨씬 편해져서 이전에는 할 수 없던 것도 할 수 있게 될 텐데', '조금씩 조금씩 해 보면 좋은데 안 하겠다니 참 안타깝다'는 생각이 든다.

나 역시 심부전으로 이뇨제를 복용하기 때문에 외출 등으로 화장실이 걱정될 때는 요실금 패드가 붙은 속옷을 입는다. 약간의 번거로움은 있지만, 바깥에서 화장실을 찾지 못할 때 생길 낭패감과 불안을 해소해 준다는 장점이 훨씬 커서 큰 도움을 받고 있다.

우리의 기저귀는 세계 최고의 성능을 자랑하는 만큼 이 좋은 것을 활용하지 않는 건 정말 아깝다.

기저귀만이 아니라, 이러한 도구들의 힘을 빌리는 것에 자존심이 허락하지 않는다는 시니어들이 많은 것 같다. 그러나 이런 도구나 기술의 도움으로 쾌적한 생활이 가능하다면 편견 없이 그냥 가볍게 받아들여 한 번쯤 사용해 보는 것도 괜찮지 않을까?

나이가 들면 들수록 할 수 없게 되는 것이 늘어난다. **자신이 할 수 없는 것을 보완하기 위해 무언가에 의지하는 것은 부끄러운 일도 아니고 유별난 것도 아니다. 오히려 인생의 스트레스를 줄이고 생활의 질도 현격히 높여 주는 멋진 지혜 중의 하나다.**

머리가 좋은 사람은 치매를 무턱대고 두려워하지 않는다

　　　　　　　　　노화에 맞서는 것 그리고 노화를 받아들이는 것과 동일하게 **질병을 필요 이상으로 두려워하지 않는 것도 시니어 세대가 앞으로의 인생을 똑똑하게 살아가기 위한 지혜**라고 생각한다.

　고령자 본인 혹은 그 가족들이 안고 있는 고민 중 하나가 치매에 대한 불안일 것이다. 개인적으로 치매만큼 오해를 받는 질병도 없지 않나 싶다.

　'치매가 되면 결국에는 아무것도 할 수 없고 아무것도 모르게 된다'는 잘못된 인식이 사회적으로 널리 퍼져 있는데, 전혀 그렇지 않다.

　치매에 걸렸다 해서 그 즉시 사람을 알아보지 못하는 게 아니다. 의외라 생각될지 모르지만, 대부분의 치매 환자는 최초 5년 정도는 평소와 크게 다르지 않은 생활을 할 수 있다.

게다가 **치매의 증상이 진행된 상태에서도 지적인 능력은 계속해서 남아 있다.**

69세에 미국 대통령이 된 로널드 레이건 전 대통령은 연임 임기를 모두 마친 후 퇴임한 지 5년 후에 자신이 사실은 알츠하이머형 치매를 앓고 있었음을 밝혔다. 그로부터 외부 노출을 최소화했다는데 아마도 증상이 꽤 진행됐는지도 모르겠다.

증상이 언제 시작됐는지는 정확히 모르지만 적어도 대통령 재임 중에 시작됐다는 것이니, 기억 장애 같은 증상은 있었으리라고 생각한다. 그런데도 레이건은 미국 사람들이 존경하는 대통령으로서 위대한 업적을 남겼다.

레이건 전 대통령의 사례에서도 알 수 있듯이, 치매에 걸리면 판단력이 완전히 없어진다거나 아무것도 할 수 없게 된다고 여기는 것은 큰 착각이다. 치매가 되어도 할 수 있는 건 많다.

위험을 알아채는 능력, 무서운 것을 무섭다고 생각하는 감각도 치매가 발병하고 나서 상당히 나중까지 남아 있으며 위험을 회피하기 위한 방어 반응은 오히려 높아진다.

나는 지금까지 3,000명 이상의 치매 환자를 진찰했는데 배회하다가 넘어진 사람은 있지만, 길거리에서 차에 달려든 사람은 1명도 없었다. 차에 부딪히면 위험하다는 인식 능력은 남아 있기 때문이다.

앞에서도 말했지만, 85세 이상인 사람의 뇌에서 알츠하이머형 치매를 유발하는 변성이 없는 사람은 없었다. 즉, **치매는 누구나 걸릴 수 있고 질병이라 하기보다 노화 현상의 하나**인 것이다. 고령이 되어 몸의 기능이 떨어지는 것과 다를 게 하나도 없다. 그리고 이 역시 노화이기 때문에 진행 속도도 느리고 개인차도 있다.

개인적으로 가장 피했으면 싶은 것은, 치매에 걸렸다며 비관적이 되거나 집안에 틀어박혀 지내는 것이다. **머리와**

몸을 제대로 쓰면 치매의 진행은 늦출 수 있다.

그러므로 치매가 됐을 때야말로 일부러 의식적으로 이전과 다름없는 생활을 보내려고 해야 한다. 무리하게 행동을 제한할수록 진행은 빨라진다.

나도 의사라서 고령의 치매 환자를 많이 진찰했는데, **혼자 사는 사람일수록 증상이 심해지지 않는 것**을 알았다. 왜냐면 혼자서 이런저런 집안일을 하면서 필연적으로 머리를 쓰기 때문이다. 일상생활을 한다는 것은 흔히 하는 생각 이상으로 뇌를 움직이게 한다.

여기서 잠시, '치매를 앓는 사람이 혼자서 사는 게 가능해?'라 생각하는 사람이 있을지 모르겠는데 앞에서 말했듯이 치매가 되면 방어 반응이 높아지기 때문에 많은 경우, 식사 준비 등도 스스로 확실히 해낸다. 먹는 것이 자신의 생존에 관한 것이기 때문이다.

치매에 걸려도 할 수 있는 것은 많다. 그 '할 수 있는 것'을 잃지 않도록, 잔존 기능을 계속해서 활용하는 것이 매우 중요하다.

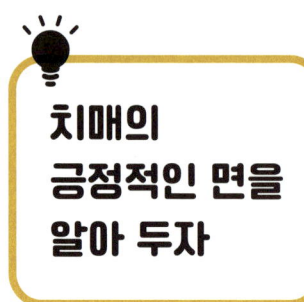

치매의 긍정적인 면을 알아 두자

앞에서 말했듯이, '절대 치매만은 걸리고 싶지 않아'라며 마치 치매에 걸리면 세상이 끝나는 것처럼 받아들이는 사람이 많은 것 같은데, 전혀 그렇지 않다. 치매에 걸려도 여전히 할 수 있는 건 많고, 의사로서 견해를 덧붙인다면 긍정적인 면도 크다고 생각한다.

치매의 증상이 진행될수록 과거의 싫은 기억이 사라져서 그런지 방긋방긋 환하게 웃는 표정에 성격도 밝고 온화해져 행복감이 넘치는 인상을 준다. 요양원 같은 데서도 환자끼리 모여 레크리에이션을 즐기거나 직원과 다정하게 대화를 하는 모습을 자주 본다.

주위에서 아무리 딱하고 가엽게 여겨도 당사자 본인이

행복하다면 그것보다 좋은 것은 없지 않을까.

또, 한때는 콧대 높게 굴던 사람도 치매가 심해지면 어느덧 누구에게나 존댓말로 정중하게 말하게 된다. 앞에서 말했듯이, 치매가 되면 방어 반응이 높아지기 때문에 실수나 문제 상황을 회피하고자 하므로 상대방이 누구이고 어떤 사람인지 몰라도 일단은 모든 사람에게 예의 있게 대하자는 생각을 갖는 것이다. 그래서 결과적으로 밝고 부드러운 인상을 주는, 그야말로 이상적인 시니어가 된다.

치매는 누구나 경험하는 노화 현상일뿐더러 이런 측면도 갖고 있다. 그렇다면 더욱 '그리되면 그리된 대로 좋은 면이 있을지도'라는 인식을 가지면 과도한 두려움이 사라지지 않을까.

CHAPTER

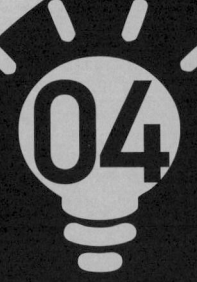

기분 좋게 사는 것이 최고의 지성

언제나 좋은 기분으로 지내는 것이 똑똑하고 행복하게 살기 위한 최고의 전략

맨 마지막 장에서는 머리를 좋게 만드는 방법 중 하나인 '기분 좋게 살기' 위한 비결을 전하고 싶다.

나는 **시니어야말로 명랑하고 기분 좋게 사는 것이 무엇보다도 중요**하다고 생각한다.

지금까지 말해왔듯이 명랑하고 긍정적인 마음으로 살면 인생의 가능성이 넓어질 뿐 아니라 뇌와 마음, 몸의 노화가 방지된다.

여기에 더해, **명랑하고 긍정적인 마음으로 사는 것은 시니어 세대가 앞으로의 인생을 행복하게 살기 위한 최고의 전략**이라고 생각한다.

고령이 될수록 젊었을 때에 비해 몸과 머리의 기능은 확연히 쇠퇴한다.

또한 나이를 먹는다는 것은 경제 활동에서 은퇴하거나 부모님이나 배우자, 친구를 잃는 상실 체험을 겪는 시기에 돌입한다는 뜻이기도 하다.

이처럼 **나이가 들수록 잃는 것이 많아지는 상황에서도 세상을 긍정적으로 바라보고 명랑하게 살 수 있다면 그것이 그 사람의 인생에서 가장 본질적인 부분을 좌우하는 열쇠**가 되지 않을까?

그러므로 될 수 있으면 방긋방긋 웃는 얼굴로 살자.

웃는 얼굴이 가진 파워는 절대적이다. 웃으면 전두엽이 활성화되는 것은 물론이고 정신적인 평온함을 가져다준다. 'NK세포'(Natural Killer Cell)라는 면역 세포가 활성화됨으로써 면역력도 높아진다. 이뿐인가. 소리 높여 웃으면 내장이 자극되어 혈압도 안정되고 자율 신경이 균형을 회복하는 효과도 얻을 수 있다.

나이를 먹은 지금이야말로 웃는 얼굴로 기분 좋게 일상을 보내자.

> ## '이미 갖고 있는 것', '할 수 있는 것'을 소중히 여기는 행복 찾기의 달인이 된다

지금까지 한 이야기와도 통하는 말인데, 나이를 먹을수록 <mark>의식적으로 자신이 '이미 갖고 있는 것'과 '할 수 있는 것'에 애정을 가지며 살아가는 것이 중요</mark>하다.

열심히 일했던 회사에서 은퇴했다.

아쉬움이 없는 건 아니지만 덕분에 자유로운 시간을 가질 수 있게 되었다.

직함이 없어졌다. 하지만 앞으로는 진짜 나답게 살 수 있다.

예전에 비해 다리도 허리도 힘이 약해졌다. 그래도 아직은 산책을 즐길 수 있다.

결국, 자리보전을 하게 되었다. 그래도 재미있게 이야기는 나눌 수 있다.

이처럼 지금의 상황을 의식적으로 플러스 사고로 전환해서 생각하자.

그래서 '할 수 있는 것'의 능력치는 키우고 '지금 갖고 있는 것'을 있는 힘껏 활용하는 데에 에너지를 쏟아붓자. 일테면, **행복 찾기의 달인**이 되는 것이다.

나는 많은 임상 경험을 통해 **자신의 노화나 신체 상황의 변화를 비관하고 더이상 못하게 된 것이 무엇인지 굳이 따지고 세어 가며 사는 사람보다 노화를 받아들이고 '그래도 아직은 이것도 할 수 있고 저것도 할 수 있다'며 '있는 것'을 소중히 여기는 사람이 행복해** 보이는 것을 깨달았다.

아내와 사별한 남자 지인은 영상 스트리밍 서비스인 넷플릭스로 혼자 영화를 보는 취미를 가지면서 일상의 활기를 되찾은 것 같다.

그는 "아무에게도 신경 쓰지 않고 좋아하는 작품을 즐길 수 있어서 좋아"라고 말했다.

　나이를 먹으면서 상실이 늘어나는 건 당연하다. 그러므로 할 수 없게 된 것에 대해 불안해하고 예민하게 받아들일 게 아니라 시선을 돌려서 할 수 있는 다른 것에 감사하고 긍정적인 생각을 갖자. 이것이 기분 좋은 황혼의 삶을 영위할 것인가 그렇지 않게 살 것인가의 갈림길이 되리라 생각한다.

명랑함과 사교성은 높은 사회성을 말해 준다

긍정적인 사고방식이 행복으로 통한다고 말했는데, 명랑한 태도가 사회생활과 대인관계에도 큰 장점이 된다.

성격이 밝고 좋은 느낌을 주는 사람은 주변 사람들의 지지를 받기 쉽다. 당신이 젊은 세대에게 '인생 선배'라 불릴 수 있는 연배에 접어든 만큼 이러한 부분을 하루라도 빨리 인식해야 한다. 나도 젊을 때에 비해 더 좋은 인상을 주는 사람이 되려고 의식하게 되었다.

사교성이 좋다는 말은 고스란히 높은 사회성으로 이어진다. 그런 경향이 있다는 정도로 받아 주면 좋겠는데, 고급 아파트일수록 주민들끼리 인사를 주고받는 일이 많은 것 같다. 또 주민이 아니라도, 그러니까 외부에서 업무차 방문한 사람과 마주치면 가볍게 목례하거나 "안녕하십니까" 하며 소리 내어 인사하는 모습도 보인다.

한편, 낡고 좁고 오래된 아파트에서는 주민이 방문자를 대놓고 경계하는 눈빛으로 바라보거나 고의로 못 본 채 하기도 한다. 이처럼 사회적인 성공과 좋은 느낌 사이에는 밀접한 상관관계가 있다고 말할 수 있다.

명랑하다는 것은 실실 웃거나 상대방의 비위를 맞추는 게 아니다. 그랬다가는 그냥 아첨꾼이 되는 거다.
밝은 미소와 친절한 말씨로 상대방을 대한다는 의미는 '나는 당신을 부정하지 않는다', '당신을 받아들인다'는 신호를 발신하는 것이다.
여기에는 상대방을 치켜세우거나 아첨하는 비굴한 요소는 없다. 오로지 **상대방에 관한 호의, 신뢰, 존중의 마음만 있을 뿐**이다.

미국의 임상심리학자인 칼 로저스(Carl Rogers)가 카운

슬링과 코칭의 기법으로 '경청(상대방의 이야기를 진지하게 듣는 것)', '수용(상대방이 말하는 내용을 받아들이는 것)', '공감(상대방이 말하는 내용에 동의하는 것)'을 꼽았는데, 내가 위에서 말한 '좋은 느낌으로 상대를 대한다'는 행동에 이 3가지의 요소가 내포되어 있다.

밝고 좋은 느낌으로 행동하는 것은 상대방과 진심으로 마주하고, 상대방을 긍정하고, 이해하려 노력하는 매우 지적인 행동이다.

당신은 상대방을 부정하고 위축되게 만들어 결국 반발심을 일으키는 그런 시니어가 되고 싶은가? 아니면 상대방을 긍정하고 기분을 밝게 만들며 때로는 살아가는 희망을 줄 수 있는 그런 시니어가 되고 싶은가? 대답은 들을 것도 없지 싶다.

감정 컨트롤을 할 수 없는 사람은 머리가 나빠 보인다

상냥하고 명랑한 사람에게서 높은 사회성을 볼 수 있다고 말했다. 이것을 반대로 말하면, <mark>언제나 기분이 나빠 보이고 불쾌한 표정을 지으며 강퍅하게 입을 꾹 다물고 있는 사람은 그것만으로도 '나는 사회성이 낮은 사람입니다'라고 선언하는 것</mark>과 같다.

이 대목에서 뭔가 짚이는 데가 있는 사람은 지금도 늦지 않았으니 자신의 부정적인 감정을 털어 버려서 주변 사람이 불쾌한 기분이 되지 않게 하자. 자신의 감정을 찬찬히 바라보면서 평온하게 지낼 수 있도록 이를 꼭 마음에 새기면 좋겠다.

감정 컨트롤이 안 되고 불만스러운 표정을 짓고 있는 사람은 '인간적으로 미성숙한 사람'이라는 인상을 준다.

 어떤 다른 능력이 아무리 뛰어나도 언제나 인상을 찌푸리고 짜증을 내는 등 기분이 나쁜 사람은 안타깝지만, 그것만으로도 인간적으로 유치하게 보이는 것이다. 그래서 모처럼 뛰어난 부분이 있더라도 그 능력마저도 과소평가 되는, 그야말로 아까운 일이 벌어지고 만다. 결국 뿌루퉁한 표정 하나로 손해를 보는 사람은 자기 자신이다.

 괜히 그런 사람이 되지 않기 위해 중요한 것 중 하나가, 지금까지도 말해왔듯이, 자신의 신념과 맞지 않는 의견이나 장면을 맞닥뜨려도 '그렇군요, 그럴 수 있겠군요'라 말하며 받아들일 수 있는 넉넉한 마음 그릇을 갖는 것이다.

 심리학의 세계에는 **'모호함에 대한 인내'**라는 말이 있다. 이것은 말 그대로, 사물의 애매모호한 부분, 즉 회색의 부분을 얼마나 참을 수 있는가 하는 것인데, 이 인내가 높을수록 인지적으로 성숙하다는 뜻이다.

백(白)인가 흑(黑)인가, 적군인가 아군인가, 좋아하는가 싫어하는가, 사물을 전부 둘로만 구분하려는 사람은 인지적으

로 성숙하다고는 말할 수 없다.

이러한 사람은 'OO 이외는 인정할 수 없다'라거나 'OO은 해서는 안 된다'라는 극단적인 사고방식에 빠지기 쉽고 시간이 갈수록 그 허용 범위가 좁아진다. 또한 자신에게도 상대방에게도 완벽을 요구하는 경향이 있기 때문에 결과적으로 불쾌해지기 쉬운 것이다.

한편, **언제나 기분이 좋은 사람은 이 모호함에 대한 내성이 충분한 사람**이다. 툴툴거리는 사람이 '0점인가 100점인가'로 밖에 사물을 판단하지 못하는 상황에서도 늘 기분이 좋은 사람은 '65점이나 땄으니 됐어', '40점이지만, 그럴 때도 있지. 다음번에 열심히 하면 되니까'라며 깨끗하게 수용할 수 있다.

또, 흑백 사고에 빠진 사람이 '지금까지 저 사람은 내 편이라고 여겼는데 배신당했어!'라며 분개할 만한 상황에서도 '그러니까 그 사람은 적이라고도 내 편이라고도 할 수 없는 거였구먼'이라며 가볍게 흘려보낼 수 있다.

그레이존을 허용할 수 있는 사람은 사리에 어긋난다며 신

경이 날카롭게 곤두서지 않고 언제나 침착하므로 결과적으로 주변에 지적인 인상을 준다.

 나이를 먹는다는 것은 이런 사람을 만나고 저런 사람도 만나면서 다양한 경험을 쌓아가는 것이므로 그레이존도 포함해 각각 사람마다 사정 그리고 그들의 다양한 인생관도 받아들일 수 있게 마음 그릇이 넓어지는 것이다.

 그렇다 해도 한편으론 이 나이대가 되면 감정을 다루는 전두엽의 기능이 떨어지기 때문에 감정을 컨트롤하기 어려워지는 것 역시 사실이다. 그래서 '매일매일을 의식적으로' 살아야 한다. 의식해서 전두엽의 기능을 활성화하고, 의식해서 내 기분이 밝아지는 쪽으로 생각을 전환하며, 의식해서 기쁨을 느낄 수 있는 일을 해 보는 것이다. 이처럼 나 자신이 행복해지려면 어떤 방법이 좋을지 의식적으로 찾아가면서 매일매일을 보내자.

 '좋은 기분'은 저절로 용솟음칠 때도 있지만, 의도적으로 만들 수도 있다. **좋은 기분이 되는 데에 필요한 것도 역시 약간의 테크닉과 요령인 것**이다.

생각이 얕고 부정적인 감정을 곧바로 분출하는 사람

 즐거움, 기쁨, 사랑스러움, 슬픔, 화, 질투, 후회 등 사람은 다양한 감정 속에서 살고 있다. 이처럼 저절로 생기는 감정은 인간의 본능적인 반응이다. 그러므로 무리하게 억누를 필요가 없으며 '이런! 내가 이런 생각을 하다니!'처럼 생각하지 않아도 된다. 그런 감정도 자신의 소중한 부분으로 받아들이고 존중하자.

 단, 솟아오르는 감정을 바깥으로 꺼낼 때는 주의가 필요하다. '당신과 있으면 즐겁다', '○○을 할 수 있어서 행복해' 같은 플러스 감정은 상대방의 기분도 환하게 밝혀 주고 서로에게 안도감과 일체감을 주므로 아끼지 말고 표현해도 좋다.

 슬픔이란 감정도 분출하면 멘탈이 안정되거나 쉽게 마음 정리를 할 수 있게 하며, 다른 누구에게 털어놓아도 그리 큰 문제가 되지 않으리라 생각한다. 그러나 반드시 주의가 필요한 것은 화, 증오, 질투 등 특정한 상대에 대한 마이너스 감정을 순간적으로 터뜨리는 것이다.

이러한 **부정적인 감정이 생기는 자체는 자연스러운 것이기 때문에 자책하지 않아도 된다. 단지 그 감정을 생각나는 대로 말해 버리는 사람은 사고(思考)가 매우 얕아 보인다는 점을 기억하자.**

예를 들면 여럿이서 대화하는 중 누가 눈부신 성공을 이룩했다는 말을 들었을 때 불쑥 찬물을 끼얹는 말을 내뱉고 싶어질 수는 있다. 그러나 그걸 꾹 참자는 것이다. 그런 발언을 해 봤자 '후후, 이 사람, 질투하는구나', '하, 깎아내리려고 필사적이네. 못났어 정말'이란 인상만 주며 나만 처량해진다.

문득 감정적으로 되어 날카로운 말을 내뱉을 것 같을 때는 일단 참아 보는 습관을 갖자. 그 발언을 하면 남들이 자신을 어떻게 생각할지 상상해 본다면 그런 부끄러운 행동은 굳이 하지 않을 것이다.

자신 감정의 '사용설명서'를 갖는 건 기분이 좋아지는 첫걸음

예민해진 내 감정에 휘둘리지 않으려면 과연 나는 어떤 상황에서 이런 감정이 되는지 감정의 패턴을 알아 두는 게 큰 도움이 된다. 자신 감정의 '사용설명서'를 갖는 것이다.

누구에게나 그 정도의 차이만 있을 뿐 성격이 한쪽으로 치우친 부분이 있기 마련이다. 그러니 지금 생각해 보자. 나는 어떤 때에 기분이 좋아지는가, 나는 어떤 때에 부정적인 감정이 되는가?

이렇게 자신 감정의 '유형'을 이해하는 것이 감정을 컨트롤하기 위한 첫걸음이다. 자신의 경향을 알아야 대책을 세울 수 있기 때문이다.

조금 직설적으로 표현한다면, 감정 컨트롤을 못하는 사람은 언제나 같은 패턴을 반복하는 경향이 있다. 언제나 동일한 상대방에게 기분이 언짢고, 매번 비슷한 상황에서 불쾌해진다면, 어느 정도는 경향성을 보일 때가 많다는 말이다.

그렇기 때문에 우선은 자신에게 어떤 감정의 버릇이 있는지 알아차리는 게 무척 중요하다.

내가 추천하는 방법은 '기록'이다. 오늘 하루를 정리한다는 의미로, 노트에 그날 일어난 일과 그에 따라 어떤 기분이 들었는지를 찬찬히 적어 보는 것이다.

오랜만에 멀리서 사는 친척의 연락을 받으니 마음이 즐거워졌다.
친구 ○○가 한 말에 뭐랄까, 좀 언짢은 기분이 들었다.
처음 보는 작가의 책을 읽어 봤는데, 재미있어서 어느새 푹 빠져 읽었다.

이런 식으로 세세하게 적어 보자.

이 활동을 계속하다 보면 자신의 감정 패턴을 파악할 수 있을 것이다. 그래서 알 수 있게 되면, 의식적으로 자신의 행복도를 높이는 행동을 스스로 늘려나간다. **자신의 감정 패턴을 이해하고 적절한 대응을 취하는 것은 지혜롭고 똑똑한 성인이라면 가져야 할 소양**이라고 생각한다.

될 수 있으면 세상을 가볍게, 가볍게 생각하는 것이 똑똑하게 사는 비결

부정적인 감정에 사로잡히지 않으려면 무엇이든지 가볍게 받아들이는 일종의 '낙천성', '적당함'이 중요하다고 생각한다. 앞에서도 말했듯이 '절대로 질 수 없어', '분하고 억울해'처럼 생각하기 때문에 예민해지고 날카로워지는 것이다.

어떤 회사에서 성미가 까다로운 고객을 담당하라는 새 업무 지시를 받은 사람이 있었다. 그 고객은 마음에 조금이라도 안 드는 게 있으면 트집을 잡아 클레임을 거는 게 다반사였고 그러다가 결국에는 담당자 교체까지 요구하는 일이 빈번했다고 한다.

주변 동료들이 새 담당자가 된 이 사람을 걱정했지만 정작 본인은 '이때까지 누가 담당하든 다 안 됐으니까 솔직히 맘 편해요. 어쩌면 담당 기간 최단 기록을 세울지도요'라며 해맑게 말했다고 한다.

이 사람의 태도에 대해서 이런저런 의견이 있을 테지만, **이만한 느긋함과 적당함이 기분 좋게 살기 위해서는 반드시 있어야 하지 않을까.**

반대로 '큰일이네. 엄청나게 까다로운 거래처를 맡게 되었으니 난 이제 죽었다. 까딱 잘못하면…'이라며 괴롭게 받아들이는 사람하고는 감정 상태가 확연히 다를 게 틀림이 없다.

현명하고 건설적으로 생각할 수 있는 사람은 모든 상황에서 냉정함을 잃지 않는다. 일테면 몇 명이 팀을 짜서 어떤 일을 진행했는데, 그중 한 사람이 실수해서 납기일을 맞추지 못하는 사태가 벌어졌다고 하자.

이러한 상황에서 사안을 무겁고 비극적으로 받아들이는 상사라면 영락없이 패닉에 빠진다. "너 때문에 작업에 지

연이 생겼어! 어떻게 책임질 거야!"라며 히스테릭하게 힐난할지도 모른다.

하지만 이미 일어난 일은 어쩔 수 없다. 격해진 감정대로 큰 소리를 질러도 해결은커녕 분위기만 무거워지고 직원들 사기만 떨어질 뿐이다. 똑똑한 상사는 이런 점을 잘 알기 때문에 **'그렇다면 어떻게 해야 할까'를 가장 먼저 생각하고 적확한 판단을 내릴 수 있다.**

패닉에 빠질 것 같을 때는 **'어쨌든 간에 지금은'**이란 말을 되뇌어 보자. '어쨌든 간에 지금은 이 문제 해결에 집중하자'라며 자신을 다독이면 짜증, 불안의 감정에 무턱대고 끌려가지 않게 되어 원래 하려고 했던 것에 담담하게 집중할 수 있을 것이다.

100점을 목표로 하지 않는다
자신을 칭찬할 수 있는 사람은
인생이 잘 풀린다

결국, **사람은 자기 만족감이 없으면 좋은 기분이 될 수 없다.** 결핍감, 부족감이 있을 때 사람의 마음은 삭막해진다.

그러니 기분이 좋아지는 하나의 방법으로써, 일상에서 자주 나를 칭찬해 주자. 설령 생각한 대로 되지 않아도, 바라던 결과가 나오지 않아도 해낸 것을 겸허하게 바라보며 나 자신을 듬뿍 격려하고 기운을 북돋아 주자.

내가 나를 칭찬하는 것만으로 사람은 기분이 좋아진다. 마치 마법에 걸린 것처럼 마음이 반짝인다.

툭하면 성을 내고 기분이 나빠지는 사람은, 예를 들어

'오늘은 옷장 서랍과 선반까지 싹 정리하려 했는데, 선반은커녕 서랍을 절반도 못했다' 같은 것에도 자신을 질책하며 속을 끓인다. 반면 언제나 기분이 좋은 사람은 '목표에는 못 미쳤지만, 서랍을 여기까지는 깨끗하게 했다! 나는 정말 대단해!'라며 자신을 칭찬한다.

그러니 어쨌든, 아무리 작은 것이라도 있는 힘껏 나 자신을 칭찬하고 노고를 위로하며 격려하자.

아들러 심리학에도 '작은 성공을 기뻐하는 사람은 거기에서 용기를 얻어 한층 더 전진하려는 사람'이라고 했다.

제삼자 눈에는 아무리 대수롭지 않은 것이라도 자신의 멋진 부분이나 열심히 노력했던 부분을 찾아내어 칭찬할 수 있는 사람은 계속 성장해 나갈 수 있는 사람인 것이다.

또한 자신을 칭찬하고 격려하는 것은 나 자신에게 긍정적인 암시를 거는 것이다.

미국의 심리학자인 버트럼 포러(Bertram Forer)가 실시했던 심리 실험은 긍정적 자기 수용의 효과를 자세히 보여 주고 있다.

이것은 오늘날 포러 효과라고도 불리는 실험인데, 포러는 학생들에게 시행한 성격 심리 검사에 기반해 성격 유형을 분류했고 개별적으로 '당신은 이런 사람이다'라는 리포트를 보냈다. 그 결과 약 80%의 학생들이 '내 성격을 잘 분석했구나'라고 느꼈다고 한다.

하지만 사실 이 리포트는 기존의 문장을 이어 붙여 만든 가짜였고 심지어 모든 학생에게 똑같은 내용이었다고 한다. 그런데도 대다수 학생은 성격 심리 검사가 자신을 제대로 표현했다고 생각한 것이다.

물론 유명한 심리학자의 리포트인 만큼 신뢰할 수 있다는 생각도 분명히 있었을 것이다. 그런데 그 이상으로, 리포트에 적혀 있는 내용이 긍정적이었던 점도 한몫했던 것 같다. 인간은 자신에 대한 긍정적인 말은 그대로 받아들이는 경향이 강하다.

그렇다면 **내가 나에게 매일매일 긍정적인 말을 해서 멋지고 훌륭한 암시를 걸어 주면 좋지 않을까.**

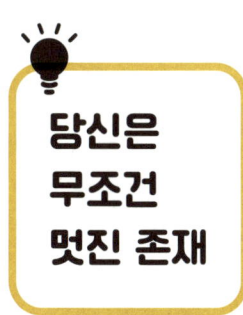
당신은 무조건 멋진 존재

앞에서 자신이 스스로 긍정하고 응원하는 것이 얼마나 중요한지 이야기했다. 그런데 무언가를 열심히 했을 때, 목표를 달성했을 때 자신을 칭찬하는 것에는 찬성이지만, '열심히 하지 않는 나는 글렀어'라는 사유로 치우치지 않도록 반드시 주의하자.

이 말은, 조건부가 아니라 있는 그대로의 나를 인정하고 긍정하자는 의미다. 행복한 삶을 살기 위해서는 이런 건강한 자기애가 필수이기 때문이다.

자기애가 부족할 때 사람은 마이너스 감정에 사로잡혀 기분이 나빠진다.

여기서, 소년·소녀의 이야기를 예로 들어 이에 관해 한

번 생각해 보려 한다.

남자아이를 간절히 바라던 부부에게 여자아이가 태어났다고 하자.

남자아이를 원했던 이 부부는 적잖이 실망했고 그래서 별다른 애정 없이 키웠다. 그런데 이 딸이 크면 클수록 예뻐지는데, 중학교에 들어갈 즈음부터는 주변 사람들이 모두 "이 집 딸 정말 예쁘던데요? 이러다 연예인 되는 거 아녜요?"라는 부러움과 칭찬의 말을 하는 것이다. 그러자 부모는 손바닥 뒤집듯 이 딸을 예뻐하기 시작했다.

그때 소녀의 내면에는 어떤 일이 일어나는가 하면, '나는 예쁜 얼굴 때문에 필요한 사람이지 나를 사랑해서가 아니야'라는 일종의 비굴한 생각이 자라난다.

그 결과 자신의 아름다움을 이상한 방식으로 과시하거나 외모가 자신보다 못하다고 생각되는 사람을 깔보는 일이 충분히 일어날 수 있다. **채워지지 않는 마음이 타인에 대한 공격적인 생각과 태도가 되어 나타나는 것**이다.

두 번째 예로, 나이 차가 크게 나지 않는 형제가 있다고 하자. 동생과 비교하면 형이 잘생겨서 어린 시절부터 주변의 맹목적인 사랑을 받았다. 그런데 공부는 동생이 형보다 훨씬 잘해서 명문 중학교에 떡하니 합격했는데, 그러자 주위 어른들의 태도가 확 바뀌었다.

그때 동생은 어떻게 느끼는가 하면, 이 경우도 앞서 말한 예쁜 소녀 케이스처럼, '내가 공부를 잘해서 가치가 있을 뿐, 애초부터 나는 결코 형을 이길 수 없다'는 굴절된 생각을 갖게 되는 것이다. 그래서 결과적으로 좋은 성적을 내세워 우쭐대고 공부를 잘하지 못하는 사람을 무시하고 바보 취급하는 일이 벌어진다.

이런 일이 일어날 수 있기 때문에 나는 평소에 '아이를 키울 때 조건을 붙여서 사랑해서는 안 된다'고 강조해 왔다. 즉, '얼굴이 예뻐서, 성적이 좋아서 사랑받는다'는 생각이 들게 하는 게 아니라 네 모습을 보고 있으니 나도 기분이 좋아진다, 공부를 열심히 하더니 좋은 성적을 얻었구나, 자랑스럽다고 알려 주는 것이 중요하다.

자녀를 조건부 애정이라는 접근 방식으로 대하면 '그럼 조건을 완수하지 않는 나는 가치가 없는가'라는 생각이 들게

하는 것이다.

'있는 그대로의 네가 무척이나 귀하고 소중한 존재다'라는 것을 전하는 게 중요하지 않겠는가.

이 법칙은 당연히 시니어에게도 해당한다.

많은 사람이 사회에서 살아남고자 맹렬하게 분투해 왔을 것이다. 회사나 조직 안에서 조금이라도 좋은 포지션을 갖기 위해 혼을 불태웠던 사람도 있었을 것이다.

그러나 나이를 먹었다는 것은 그렇게 해서 획득했던 것을 떠나보낸다는 말과 같다. 직책, 지위 같은, 이른바 '조건'을 대표하는 것들을 내려놓는다는 뜻이다.

이럴 때 **'나는 존재만으로도 가치가 있어'라고 생각할 수 있다면 궁극적인 자기애로 이어진다**고 생각한다.

이 나이까지 열심히 살아온 당신, 그리고 남은 인생을 보다 좋은 삶으로 만들고자 노력하는 당신은 존재만으로도 가치가 있다. 그러니 무조건 자신을 사랑해 주자.

> **다른 사람의 좋은 점을
> 칭찬하는 사람한테는
> 여유와 지성이 느껴진다**

　　　　　　　　자신을 칭찬하는 것과 똑같이 다른 사람도 칭찬할 수 있는 사람이 되면 좋겠다.

　기본적으로 사람은 자기 내부에 불만을 품고 있으면 다른 사람을 공격하거나 비판적으로 되는 경향이 있다. 이것을 반대로 표현하면, **다른 사람을 칭찬할 수 있는 사람은 그만큼 자기 마음에 여유가 있다는 뜻**이다. 우리는 **다른 사람을 잘 칭찬하는 사람에게서 넓은 포용력을 느낀다.**

　무엇보다 칭찬을 받고 기분이 나빠지는 사람은 거의 없다. 내가 한 말로 상대방의 마음이 꽃처럼 활짝 피어난다면 그 말을 한 나도 기쁘지 않을까.

　칭찬은 사실 무척 창조적인 일이다. 이 책에서도 예로 들었는데, 불륜이 발각된 연예인이 사회적으로 맹렬한 지탄을 받을 때 나는 일부러 그 사람의 좋은 점을 찾아내어 칭찬하자고 했다. 물론 대전제로써 불륜은 당사자 간의 문제고 다른 사람이 이러쿵저러쿵할 게 아니란 이유도 있지만, 세상에 편승해서 남들처럼 그 사람을 비난하는 것은 너무나 뻔하고 인간으로서의 넉넉함도 느낄 수 없다고 생각하기 때문이다.

여러분도 눈앞에 있는 사람의 멋진 부분을 발견해서 언어화하자. 그러면서 뇌는 크게 활성화될 것이다.

다른 사람을 칭찬하거나 솔직하게 호의를 표현하지 못하는 사람이 많은 것 같다. 하지만 상대방에게 다가가고 싶다, 상대방에게 도움이 되고 싶다는 생각을 갖고 그 기분을 표현하는 것은 매우 근사한 일이다.

또 **사람에게는 '호의의 반복성'이란 특성이 있다. 내가 상대방의 호의를 느끼면 자연히 나도 호의를 갖게 되는 성질을 일컫는다.** 즉, 다른 사람을 솔직하게 칭찬하면 그 사람과 나 사이에 호의의 관계성이 형성되는 것이다.

천진난만한 사고를 할 수 있는 사람은 머리도 운도 좋아진다

'참 천진난만하군요'라는 표현이 일반적으로 성인에게 쓰일 땐 비웃음이나 조롱의 뜻을 담아 사용되는 것 같다. '제 주제도 모르는'이나 '철부지'라는 뉘앙스가 담기기 때문에 누구나 이 말을 듣는다면 마냥 유쾌하지는 않을 것이다.

그러나 **기분 좋게 살자고 다짐했다면 점점 해맑고 천진난만한 사람이 되자.** 내가 생각하는 천진난만한 사람이란 다음과 같은 사람들이다.

현재 상황이 아무리 힘들어도 밝은 미래를 믿는다.

여러 일이 잘 풀리지 않았어도 '나라면 반드시 할 수 있을 거야'라며 긍정적으로 생각한다.

지금이 최악이라 하지만 그래도 그 안에서 좋은 면을 찾아낼 수 있다

이런 사람들이 해맑은 사고회로(思考回路)를 장착한 사람이다. 호리에몽(호리에 다카후미의 별칭으로 라이브도어 사건으로 징역을 살았다)처럼 '교도소에 들어가면 건강 상태가 좋아져서 지금보다 훨씬 날씬해질 수 있을 거야'라 생각할 수 있을 만큼 철저하게 긍정적인 사고방식을 가진 사람이다.

앞으로의 인생을 똑똑하고 행복하게 살겠다고 결의를 다졌다면, 그렇다는 증거 같은 거 일절 없어도 괜찮으니까 '나는 반드시 괜찮을 거야', '훨씬 더 행복해질 수 있어'라고 굳게 믿어 보자.

영적인 세계에서는 종종 '밝은 마음으로 살면 좋은 일이 일어난다'고들 말한다.

이것은 행동심리학이나 인지심리학의 관점에서 봐도 진리라고 말할 수 있다.

사람의 사고와 행동은 그 사람이 사물을 보는 '관점=인

지'의 영향을 크게 받는다. 즉, 사람은 자기 생각대로 사물을 해석하고 그에 따라 행동을 취하는 것이다.

이해하기 쉽게 말하면, 사람에게는 자기 입장에서 유리한 정보만을 모으고 싶어 하는 습성이 있다. 이것을 '인지 왜곡'이라고 하는데, 나에게 들어온 정보를 인지할 때, 자신에게 유익하도록 필터링을 하는 것이다.

'나는 늘 운이 나빠'라고 단정하는 사람이 있다고 하자. 이 사람이 삶을 바라보는 전제가 '나는 불운하다'는 것이므로 좋지 않은 것만 눈에 들어오고 자신이 얼마나 재수가 없는지 마치 증거를 수집하는 사람처럼 일상을 산다. 자잘한 문제가 일어날 때마다 '그것 봐, 역시 난 운이 없어'라며 점점 비굴해진다.

이러한 태도로 산다면 점점 패배의 악순환이 일어나 언제나 불만을 품고 살 것이다.

반면 **'나는 운이 좋아'라며 천진난만하게 인식하는 사람은 '나의 행운'을 뒷받침할 수 있는 것들을 잘 찾아낸다.**

작은 것에도 감사하며 일상을 보내고 그때마다 '역시 나란 사람은 운이 좋다니까!'라며 기뻐하기 때문에 점점 좋은 일이 꼬리에 꼬리를 물고 일어난다.

'나라면 할 수 있다'라며 과감하게 도전할 수 있고 설령 실패해도 '이렇게 하면 잘되지 않는다는 방법을 알았으니 다행이다'라며 긍정적으로 재도전한다.

물론 그 모습을 보는 주변 사람들도 좋은 인상을 가질 테고 말이다. 그러니 결과적으로 인생에 좋은 일들이 계속 일어나지 않겠는가.

연예인 커플들을 보며 느낀 사람도 많을 텐데, 절세 미녀와 결혼한 남성이 꼭 특출나게 잘나가는 사람이었거나 고스펙이었거나 하지 않았다.

결혼에 성공한 그들의 공통점은 어느 정도의 천진난만함이었다고 생각한다. '나라면 그녀의 마음을 사로잡을 수 있다'는 자신감과 낙관적인 마음이 있었기 때문에 도전할 수 있었고 멋지게 그 꿈을 이룬 것이다.

운·불운, 운수는 결코 초자연적인 것이 아니다. 솔직히 **사람들의 막연한 생각 이상으로, 좋은 운 나쁜 운은 자기 자**

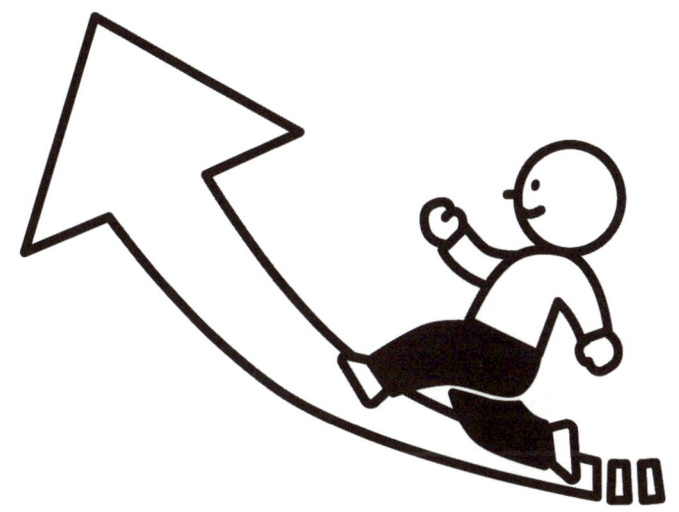

'나라면 할 수 있어!'라고 생각할 수 있는
사람은 지적 능력도 운도 상승한다

신이 만들어 낼 수 있다는 사실을 알아야 한다.

따라서 '**나는 운이 좋다**'고 확신할수록 그 말대로 인생이 **펼쳐진다.**

현명함도 이와 동일하다. 물론 근거 같은 건 없지만 '나는 머리가 좋아', '앞으로 점점 똑똑해질 수 있어'라고 확신하자. 학생도 **성적이 좋은 학생일수록** '**하면 할 수 있어**', '**하면 어쨌든 도움이 될 거야**'라는 생각으로 공부에 집중한다.

그 결과 성적이 점점 올라, 낮은 성적에 머무는 학생과 차이가 크게 벌어지게 된다.

그러니 '나는 바보니까' 같은 말은 절대로 입안에서 봉인하자. 자신에 대해 부정적으로 생각할수록 인생은 그 말대로 전개되니 말이다.

멋진 인생은 멋진 관점이 만든다. 부디 자신에게 '긍정적 암시'를 심어 주자.

'나라면 할 수 있어!'라고 근거 없이 생각할 수 있는 사람은 지성도 인생도 향상된다

천진난만한 사람이 되기 위해 앞으로는 꼭 '어차피 해 봤자', '이 나이에 무슨' 같은 말은 반드시 금지다.

근거 같은 거 없어도 '내일의 나는 지금보다 더 성장할 거야', '앞으로의 인생은 훨씬 즐거워질 거야'라고 강하게 믿자.

아들러 심리학에서는 **사람은 자신이 가치가 있다는 생각이 들 때 용기를 낸다**고 했다. '나는 멋진 사람이다'. '나라면 반드시 할 수 있어'라는 생각이 자신을 일으켜 세우는 에너지가 되는 것이다.

그 결과 긍정적으로 노력할 수 있게 되고, 결과적으로

지혜로워지며, 바라던 성과도 얻기 쉬워지는 선순환이 일어난다.

우리 집 이야기를 꺼내자니 겸연쩍은데, 내 동생도 도쿄대를 졸업했다.

동생은 명문 중학교 입시에서 떨어져서, 좋게 표현하자면 수준이 그리 높다고 할 수 없는 사립 중학교로 입학했다. 그리고 등교 거부 비슷한 시기를 거쳐 그 사립 중학교와 같은 재단의 일반계 고등학교로 진학했다. 그 학교는 직업 교육도 뚜렷하지 않고 진학 면에서도 도쿄대에 10년에 1명 정도밖에 못 가는, 표현이 좀 그렇지만, 이도 저도 아닌 고등학교였다.

동생은 거기서 60등 정도의 성적이었기 때문에 이대로 순조롭게만 간다면, 관관동립(關關同立)(킨기 지역의 4대 대학의 첫 글자를 따서 부른 이름으로, 간사이대학, 간사이가쿠인대학, 도시샤대학, 리츠메이칸대학) 정도에 진학하리라고 모두 예상하고 있었다.

그런데 동생은 내가 대학 입시 공부를 하면서 공부의 요령을 파악해 도쿄대에 합격한 것을 가까이서 봤기 때문에 '내 성적이 이 정도인 건 공부 방법이 나빠서다. 형이 공부법을 가르쳐 주면 나도 도쿄대에 들어갈 수 있을 것이다'라는 말을 했던 것이다.

그래서 내가 도쿄대에 합격한 노하우를 동생에게 알려 준 결과, 그 선언대로 도쿄대에 합격했다. 동생은 그 고등학교 창립 이래 두 번째 도쿄대 문과 현역 합격자라는 타이틀도 얻었다.

이는 결코 내가 동생을 도쿄대에 보내려고 공부시켜서 그런 게 아니다.

천진난만형 인간이었던 동생이 당시의 자기 실력으로는 어림도 없는 '도쿄대 합격'이라는 목표를 걸고 앞을 향해 매진했기 때문에 무모하게 여겨졌던 목표 지점에 마침내 도달할 수 있던 것이다.

더 놀라운 점은, 동생이 도쿄대에 합격한 이듬해 그 고등학교에서 자그마치 7명의 도쿄대 합격자가 나왔다. 그

고등학교가 설립된 이래 10년 동안 겨우 1명이었는데 말이다.

듣자 하니 '그 선배 같은 사람도 도쿄대에 합격했다는데, 나도 하면 가능하지 않을까?'라는 분위기가 퍼지면서 도전하는 학생이 늘었기 때문이었다.

그처럼 '천진난만함'은 전파력이 강하다. 그리고 '나도 할 수 있다'는 생각은 정설이나 역사를 가볍게 뒤집어 버리고 역전 홈런을 치게 만든다.

그런데 안타깝게도 지금은 세대를 불문하고 모두에게 '어차피…'라며 포기하는 분위기가 만연한 것 같다.

배우 아베 히로시(阿部寬)가 열정적인 교사로 등장해 기초학력 미달 학생들을 도쿄대 합격으로 이끄는 내용의 텔레비전 드라마 〈드래곤 사쿠라〉의 영향력 변화가 이러한 분위기를 잘 드러내는 현상 중 하나다.

2005년에 이 드라마가 처음 방영되자 별안간 도쿄대 입시 열풍이 불면서 그해의 도쿄대 지원자가 늘었다고 한다. 게다가 이 드라마에서 노출된 문제집과 참고서도 많이 팔렸다는 뉴스도 있었다.

그런데 그로부터 16년 후인 2021년에 시즌2가 방영되었는데, 시청률은 이전의 시즌1과 비슷했지만, 그때와 같은 도쿄대 열풍은 일어나지 않았다. 드라마와 관련된 참고서의 매출도 특별히 크지 않았던 것 같다.

내가 쓴 입시 공부법 책도 예전만큼 판매 추이가 늘지 않고 있다.

물론 세상의 변화 등 이러저러 이유가 있을 테지만, 내 생각엔 '이런 공부법을 적용해 봤자 어차피 나한테 도쿄대 같은 건 무리야'라며 애초부터 포기하는 청소년이 늘어난 건 아닐까.

이처럼 **왠지 모르게 소극적인 분위기가 만연해 있는 시대이니만큼 더욱더 우리 시니어들이 앞장서서 '천진난만한' 인간이 되어 주면 좋겠다.** 그래서 젊은이들의 앞길을 밝게 비춰 주자.

맨 처음부터 결과를 정해 놓고 도전 자체를 하지 않는 건 눈부신 미래를 스스로 포기해 버리는 것이다.

입시로 예를 들자면, 도쿄대 입학을 목표로 열심히 공부하면 설령 도쿄대에 합격하지 못했더라도 상위권 대학에 합격할 가능성은 높아진다. 도쿄대를 목표로 노력했으니, 필연적으로 학습 능력이 높아졌기 때문에 그 이전과 비교하면 훨씬 높은 입시 결과의 대학으로 진학할 수 있는 것이다. 그러므로 그게 무엇이든 일단은 해 본다는 자세가 중요하다.

그리고 만약 잘되지 않더라도 마음에 담아 둘 필요 없다. 그저 잘되지 않는 방법을 한 가지 찾아냈을 뿐이다. 내 동생처럼 '**내가 못하는 게 아니라 하는 방법이 잘못된 것일 뿐**'이라는 긍정적인 발상으로 꾸준히 도전해 나가면 된다.

20년 이상이 지났는데도 여전히 전 세계를 사로잡고 있는 《해리포터》 시리즈의 원작자 J·K·롤링은 무척 가난한 싱글맘이었다. 당시 그녀는 정부 보조금을 받으면서 《해리포터와 마법사의 돌》을 집필했다. 만일 그녀가 가혹한 현실에 좌절해 절필했다면, 이 뛰어난 작품의 원작자가 되지 못했을 것이다.

꿈을 바라보며 계속 노력해 준 그녀에게 마침내 세계는 깊은 감사의 미소를 지었다.

나이가 몇 살이 되어도 인생은 크든 작든 담력 테스트의 연속이고 그 한 걸음을 내디딜 때마다 세상은 넓어진다. **'나는 기적도 일으킬 수 있다'고 믿는 사람은 비록 지금은 어려운 상황에 처했더라도 고통의 시기를 헤쳐나갈 수 있다.** 그 결과, 방황과 두려움도 이겨 내고 생각지도 못한 모습으로 그 소망을 실현할 수 있을 것이다.

다른 사람과 비교하는 것은 무의미 지성이 있는 사람의 좌우명은 '나는 나'

무조건 나 자신을 긍정하고 기분 좋은 마음으로 살기 위해 '다른 사람과의 비교'를 지금 당장 그만두자.

나는 **타인과 자신을 비교하는 행위는 지혜롭게 사는 삶과는 정반대의 모습**이라고 생각한다.

사람은 60대 이후 우울증의 위험이 커지는데, 그 큰 원인은 모든 면에서 개인차가 커지는 연령대에 진입하기 때문이다.

나는 정년퇴직을 했는데, 저 사람은 아직도 회사를 잘 다닌다.

나는 가족을 잃었는데, 저 사람 가족은 건강하다.

나는 계속 건강이 나쁜데, 저 사람은 언제 만나도 건강하다.

이렇게 시니어가 되면 다양한 부분에서 차이가 생기는 데다 '그래서 저 사람에 비해 나는 행복하지 않아'라며 그 차이를 고통스럽게 느끼기 때문에 우울해진다.

물론 이러한 감정에는 어쩔 수 없는 부분도 있다고 생각한다. 하지만 노년기에 접어든 지금이야말로 **'나는 나'**를 삶의 지침으로 삼고 살아가자. **행복은 외부 요인이나 다른 사람의 상황에 따라 흔들리는 게 아니다. 본인만의 척도로 결정하는 것**이다.

세상을 우열 혹은 승패의 틀로만 바라보면 인생은 매우 살기 괴롭고 그래서 소극적으로 될 수밖에 없다. 나보다 위에는 더 위가 있고, 열이면 열 가치관도 제각각이다. 한번 비교하기 시작하면 끝도 없어서 빈번하게 열등감에 사로잡히고 자신을 들볶는다.

또한 '아래를 보며 안심한다'는 것도 역시 자신의 진화를 방해하는 쪽으로 인도한다. 바닥까지 떨어졌을 때 나보다 상황이 더 나쁜 사람을 바라보며 그나마 자신은 괜찮은 거라고 만족하고 싶어지는 마음을 이해 못하는 건 아니지만, 생산적이라고 말할 수는 없다.

학생을 예로 들자면, 최종적으로 바라던 성과를 거머쥘 수 있는 학생은 비록 중간에 성적이 떨어져도 포기하지 않고 계속 위를 지향하던 학생이다. 그러나 '나보다 더 못한 성적도 있으니까 괜찮아'라며 안심하는 학생은 결국 성적이 더 떨어진다.

부끄럽게도 나도 예전에는 이분법적 사고가 강한 사람이었다. 어렸을 때부터 '언제나 남보다 똑똑하고 싶어'라고 생각하는 그런 타입이었던 것이다.

그 결과 승패에 내 기분이 좌우되는 일이 벌어졌다.

학창 시절, 내 성적이 상위에 올랐을 때는 기분 좋게 지냈지만, 공부가 싫어져서 성적이 떨어졌을 때는 기분도 덩달아 나빠져서 같은 반 친구의 가벼운 장난에도 화를 내곤

했었다.

하지만 지금까지 살면서 여러 경험도 했고 많은 고령자를 진찰하면서 인생관이 바뀌었다. 사회적인 성공을 거뒀어도 언제나 불만 가득한 시니어가 있는 반면 금전적으로는 그렇게 풍요롭지 않은데도 즐거운 일상을 보내는 시니어도 있다. 이러한 모습을 볼 때마다 '**인생을 승패로 보는 건 별 의미가 없구나**'라고 생각하게 되었다.

이렇게 생각이 바뀌었기 때문일까. 최근에는 주변 사람들에게 "와다 선생님, 무슨 좋은 일 있으세요? 예전보다 표정이 한결 밝아졌어요" 같은 말을 듣게 되었다.

우리는 남을 이기기 위해서가 아니라 행복해지기 위해 산다. 그렇기 때문에 다른 사람과 행복 레벨을 비교하는 건 '무의미' 그 자체다.

남에게 지지 않는 방법, 남보다 우위에 설 방법을 찾지 말고 자기 자신이 어떻게 하면 행복할 수 있을지 그 방법을 찾는 게 훨씬 현명하며 결국은 기분 좋은 인생을 만들어 줄 것이다.

다른 사람의 말과 태도에 일희일비하는 것은 그 사람에게 조종당하는 것과 같다

기분 좋게 살고 싶다면 남과의 비교를 그만두는 게 좋다고 말했는데, 이와 동일하게 남이 내게 한 무례한 말과 태도를 계속 곱씹는 것도 즐겁고 똑똑하게 살고 싶다면 절대 금지다.

예를 들면 어떤 사람이 내게 악의 있는 말을 했거나 쌀쌀맞은 태도를 보였다고 하자. 그럴 땐 의식해서 어른다운 태도로 그냥 흘려보내자. 상대방과 똑같은 사람이 되어 되돌려 주려 하지 말자는 뜻이다. 그런 때야말로 냉정하게 감정을 컨트롤해야 머리 좋은 시니어다.

내게 부정적인 감정을 퍼붓는 사람은 솔직히 말해 유치한 사람이고 말이 통하지 않는 사람이다. 그런 사람과는 진심으로 상대하지 않는 게 최고다.

그리고 그 사람의 태도 때문에 내 마음이 힘들어졌다면 '**나는 나야, 그러니까 괜찮아!**'라고 속삭여 주자. 그러고 나서 산책을 하거나 좋아하는 영화를 보거나 맛있는 것을 먹는 등 기분이 좋아지는 행동을 해서 내 마음을 만족감으로 채우는 것이다.

나도 사람이니까 남이 제멋대로 한 말과 행동 때문에 감정이 동요되는 건 당연하다. 이는 매우 정당한 감정이므로 부정하지 않아도 된다. 그러나 여기서 중요한 건, 그 기분을 길게 끌지 않고 기분 전환을 잘하는 거다. **무신경한 그 사람 때문에 생긴 불쾌감을 내 안에 계속 갖고 있으면, 나만 손해고 내 소중한 감정을 낭비하는 행동**이다.

하찮은 사람 때문에 내 마음이 어지러운 채 있다니, 이건 정말로 쓸데없는 짓이다. **상대방의 일거수일투족에 휘둘려 싫은 감정을 키우는 건 마치 그 사람의 꼭두각시 인형이 되는 것과 같다.**

이런 상황을 현명한 당신이 왜 받아들여야 하는가?

내 인생의 주인공은 바로 나다. 그러므로 배려심 없는 그

사람의 언행에서 가볍게 몸을 피해 자신을 행복하게 하는 데 집중하자.

우리는 예전부터 '누구와도 사이좋게', '모두에게 상냥하게'라는 정신을 중시했지만, 사람과 사람 사이에는 공감대라는 게 있는 이상 아무리 해도 자신과 맞지 않는 사람은 있기 마련이다.

그러므로 **나랑 안 맞는 사람은 안 맞는 거라고 딱 자를 용기가 필요**하다. 미움받을 것을 두려워하지 말자는 뜻이다.

그래서 더는 참을 수 없게 되면 그 사람과 거리를 두거나 그 모임에서 나와도 된다. 왠지 이 나라에서는 꾹 참고 인내하는 게 미덕이라 여기지만, 싫은 환경에서 참고 참다가 심신이 불안정해지는 게 훨씬 더 바람직하지 않다.

기본적으로 내가 다른 사람을 바꿀 수는 없다. 그러므로 스스로 잘 연구하고 궁리해서 내가 살기 쉬운 상황을 만들어 가자.

고독도 멋진 것
내 기분이 좋아지는
'행복 리스트'를 만들자

지금까지 다른 사람과의 소통이 얼마나 중요한지 말했다. 다른 사람과의 교류를 끊고 혼자서 자기만의 세계에 틀어박힐 때마다 사람은 늙는다.

그런데 그런 한편으로 '고독을 즐기는 스킬'도 고령자가 똑똑하게 살기 위한 필수품이라고 생각한다.

시니어 세대가 되면 배우자나 친구가 세상을 떠나는 상실 체험이 늘어난다. 그렇기 때문에 **고독과 잘 지낼 힘은 인생에 큰 의미를 준다.**

또 뇌의 노화를 멈추게 한다는 의미에서도 마찬가지다. 싫은 사람을 참아가며 억지로 만나고 말도 안 되는 짓궂은 장난에 스트레스가 쌓일 정도라면 당당히 혼자 있기를 즐겨야 한다.

2020년 코로나바이러스가 전파되기 시작했을 당시, 나는 세상이 빠르게 단절되는 것을 보면서 '올해는 자살자가 예년보다 1만 명 정도 증가하는 게 아닐까'라고 걱정했었다. 그런데 의외로 내가 예측했던 10분의 1 이하에서 멈췄다.

그 이유는 회사로 출근하지 않고 공용 사무실이나 카페, 자택 등지에서 업무를 보는 '비대면 근무'나 '재택근무'가 늘어났기 때문이라고 추측한다.

과거의 한 조사에서, **자살의 원인 중 40%가 인간관계 때문**이라는 게 드러난 적 있다. 회사 업무를 하자면 어쩔 수 없이 권위적인 상사나 싫은 동료와 얼굴을 마주해야 하는데, 코로나 사태가 발생하자 자택에서도 업무가 가능해지면서 그 결과에 크게 영향을 끼쳤다고 볼 수 있는 것이다.

만나면 내 마음이 어두워지는 상대방과 그럼에도 마주해야 하는 상황은 때로는 사람을 죽음에 몰아넣을 만큼 심신을 해친다. 그러므로 그런 존재로부터는 재빨리 거리를 두는 게 중요하다.

젊었을 때, 한창 일할 때는 싫은 사람도 만나야 하는 상황이 많았을 것이다. 평지풍파를 일으키지 않도록 자신의 속마음을 철저하게 억누르며 엄청난 인내심을 발휘했을 것이다.

하지만 나이가 들어서까지 그렇게 하지 않아도 된다. 사람을 점점 골라 만나서 스트레스가 쌓이지 않게 하자. 이게 바로 고령이 되는 참다운 매력이다. **싫은 사람 때문에 신경을 썩힐 바에야 혼자서 인생을 만끽하는 게 훨씬 낫다.**

혼자서도 기분 좋게 지낼 수 있도록 '내가 행복해지는 리스트'를 평소에 만들어 보는 걸 추천한다. 좋아하는 음악을 듣는다. 취미에 몰두한다. 좋아하는 달콤한 간식을 먹는다. 반려 식물을 기른다. 코인 노래방에 간다 등 혼자라도 즐길 수 있는 건 많이 있다.

무슨 일에나 마찬가지지만, **나 자신을 지탱해 주는 마음의 기둥은 여러 개일수록 좋다.** '내가 있을 곳은 여기밖에 없어', '저 무리에서 빠지면 끝장이야'처럼 의지할 기둥이 한 개밖에 없으면 그게 무너졌을 때 받는 충격은 클 수밖에 없다. 그러나 기둥이 여러 개 있으면 정신적으로 여유가 생긴달까.

고독을 소중하게 여기며 즐길 수 있는 사람은 여러 개의 기둥을 가진 똑똑한 행복 달인이다.

단, 고독은 멋진 것이나 고립은 역시 좋지 않다.

고령이 되어서도 새로운 인간관계는 만들 수 있다. 꼭 친밀한 친구가 되지 않아도 된다. 예를 들자면, 길에서 종종 만나는 사람과 스몰 토크를 해 보는 거다. 그런 방식으로 조금씩 조금씩 나의 세계를 넓혀 나가자.

치매보다 무서운 노년기 우울증에 주의를 기울인다

　　노년기 우울증은 치매와 구분하기 매우 어려우므로 주의가 필요하다. 식사량이 적어지고 한밤중에 몇 번이나 잠에서 깬다. 만사가 귀찮고 움직일 기력도 없다. 이러한 징후가 있다면 '이제 그럴 나이니까 할 수 없지', '나이가 들어서 좀 심약해졌을 뿐이야'라며 단정하기 전에 노년기 우울증을 의심해 보면 좋겠다.

　우울증을 겪는 고령자가 많은데도 치매와 달리 별로 문제시하지 않는 건 매우 위험하다고 생각한다.

　실제로 치매와 노년기 우울증의 증상은 닮은 점이 많아 구분하기 어려운 것도 사실이지만 그보다는 우울증인데 치매로 오진되면 가장 괴로움을 겪는 사람은 당사자다. 실제로 전국적으로 스스로 목숨을 버리는 비극이 발생하고 있지 않은가. 노년기 우울증은 항우울제 같은 약물치료 경과가 젊은 사람에 비해 좋기 때문에 적절한 치료로 증상이 좋아지는 케이스가 많다. 그러니 뭔가 이상하다 싶으면 치매뿐만 아니라 우울증도 의심해 보도록 하자.

노년기 우울증 예방도 역시 몸과 마음을 잘 움직이는 것이다. 지금까지 말해왔듯이, 자연광을 쬐면서 산책을 하면 세로토닌이 분비되어 마음이 안정되고 두뇌 회전도 좋아진다. 특히 몸을 바지런히 움직이는 것이 중요하므로 집안일을 의욕적으로 하는 것도 대찬성이다.

그리고 만사를 느슨하게 낙천적으로 생각하려 하자. 완벽주의와 흑백 사고는 자신을 몰아붙일 뿐이다. 자신이 만약 그쪽으로 기운다 싶으면, '뭐, 괜찮아'를 되뇌어 보자.

내가 존경해 마지않는 시니어는 좋은 의미에서의 '적당함', '어수룩함'이 매력적인 배우 다카다 준지(高田純次 : 특유의 엉뚱한 캐릭터로 사랑받는 배우이자 개그맨)다. 그 사람처럼 살 수 있다면 얼굴에 미소가 떠나지 않는 노후를 보낼 수 있을 것 같다.

사람은 어차피 죽는다 그러니까 있는 힘껏 내 맘대로 산다

내가 58세이던 2019년에 있던 일이다. 몸 상태가 이상하게 안 좋고 체중까지 많이 빠지길래 오랜만에 혈액 검사를 받았더니 매우 높은 고혈당이 나왔고 '췌장암의 가능성이 높다'는 말을 들었다.

나는 워낙에 혈압이 높기도 했어서 장수는 못할 거라 여기며 살긴 했지만, 이 일로 나의 죽음을 처음으로 확실히 각오했다.

그때 내가 내린 결단은 **'어차피 죽을 거니까 내가 하고 싶은 걸 실컷 하다 가자'**였다.

결과적으로 암이 발견된 건 아니었는데, 그때 느낀 것이 내 인생관과 사생관에 지금도 깊은 영향을 주고 있다.

사람은 어차피 모두, 누구든지, 다 죽는다. 그러니 죽음을 어떻게 할 수 없는 것으로 받아들이고 지금을 소중하게 여기며 자기가 살고 싶은 대로 사는 것이 똑똑한 삶의 방식이라고 생각한다.

오히려 역설적으로 '죽고 싶지 않아'라고 생각할 때마다 인생의 행복도는 뚝뚝 떨어진다. '죽고 싶지 않아', '병에 걸리고 싶지 않아'라며 항상 겁내고 불안해하면 행동도 사고의 폭도 좁아진다.

반면, '어차피 죽는데'라며 배짱을 가지면 남들 눈에는 대담해 보이는 도전까지도 할 수 있게 된다. 그러한 과감한 결단이 앞으로의 인생에 활력과 생동감을 불어넣어 기분 좋은 일상이 되게 할 것이다.

결과적으로 장수하는 사람은 천방지축 개구쟁이 시니어다. 지금까지 남을 위해 온 힘을 바쳐 살아왔으니 이제부터는 조금이라도 나를 중심으로 살지 않으면 어쩌자는 건가? 안하무인으로 행동하라는 말이 아니다. '이게 원래 나거든요!'라는 다소 천방지축 같은 모습은 인정받으며 자기 생각대로 인생을 만끽하자.

이것이 건강 장수의 비결이다. **아들러 심리학에서 말하는 '남의 눈의 노예'가 되어서는 안 된다. 모처럼의 신나는 시기를 영 못 쓰게 된다.**

돈도 자신의 즐거움을 위해 아끼지 말고 쓰자. 자식을 위해 남기려는 사람도 많을 텐데, 그게 원치 않는 다툼을 낳는 불행의 씨앗이 될 수 있다.

그러느니 차라리 자신의 행복감을 높이기 위해 돈을 써서 덩달아 경제도 돌아가게 하는 편이 훨씬 생산적이라고 생각한다. 다소 극단적으로 들릴지 모르지만, 우리 자본주의 국가에서는 돈을 쓰면 쓸수록 행복해질 수 있고 돈을 써야 귀한 대접을 받는 것 역시 사실이다. 또 자기 긍정감 향상으로도 이어져서 치매나 노년기 우울증 예방에도 효과를 발휘한다.

그리고 **다른 사람의 도움을 받고 신세 지는 것에 죄책감을 느끼지 말자.** 지금까지 평생토록 이 사회를 위해 열심히 일했다. 인생의 종반에 다다른 지금만큼은 그에 대한 보답을 받아도 결코 죄가 아니다.

죽음은 누구에게나 찾아온다 지나치게 두려워하지 않는 것도 똑똑함의 하나

불교의 가르침에 '생로병사'라는 말이 있다. 태어나고, 늙고, 병들고, 죽는다는 의미로 인간의 일생을 단적으로 표현한 말이다.

이 말에도 나타나듯이, 인간은 그 누구라도 언젠가 반드시 죽는다. 그런데도 많은 사람이 죽는 것을 과도하게 두려워하는 것 같다. 그러나 아주 조금이라도 '죽음'을 자연스러운 것으로 받아들일 수 있다면 노후의 인생을 훨씬 명랑한 기분으로 보낼 수 있지 않을까 한다.

사실 죽는 순간은 고통스럽지도 괴롭지도 않다. 최후의 단계에 다다르면 의식이 저하되어 마치 잠이 드는 것 같은 상태가 되기 때문이다. 이런 점을 알고 있는 것만으로도 죽음에 대한 공포심은 한결 나아지리라 생각한다.

'생로병사'를 이른바 '4고'라고도 하는데, 우리는 이 세상에 태어난 시점부터 살아가는 고통, 늙는 고통, 병에 걸리는 고통, 죽는 고통을 짊어지고 있다. 즉 원래부터 인생이란 자기 생각대로 되지 않는 것들로 가득 찼다는 말이다. 이는 누구에게나 평등하게 딱 들어맞는 진리다.

그렇다면 이 부분에 대해서는 오히려 마음이 편안해지지 않을까?

애초부터 우리 인생에 고통이 프로그래밍되어 있는 셈이니 어쩔 도리가 없다. 그 안에서 최대한 즐길 방법을 생각하는 것이 현명하다.

그리고 나는 **사람마다 제각각 정해진 수명이 있고 사람은 이를 완수하기 위해 태어났다고 생각한다.** 언뜻 보면 우연처럼 여겨지는 수명이지만 역시 사전에 결정된 것이다.

수명의 길고 짧음에 본질적으로 가치의 차이는 없다. 오히려 인생 하나하나마다 특별한 의미가 있다고 생각한다. **어차피 정해진 수명이라면 내 마음껏 신나게, 즐겁게 인생을 음미하는 것이 최고로 똑똑한 삶이다.**

정말로 좋은 머리는 자신의 인생에 희망을 품는 것

지금까지 이 책을 통해 '시니어 세대가 머리가 좋아지는 방법'에 대해 이야기했다.

똑똑해지는 방법은 다양하다. 하지만, **60세 이후는 가장 중요한 '좋은 머리'란 자신의 인생에 희망을 계속 품는 것 말고는 없다**고 생각한다. 희망을 품을 수 있어야 이 책에 적혀 있는 것을 실천해 보려는 마음이 생길 수 있기 때문이다.

'진짜 내 인생은 지금부터구나'라는 마음이 들어서 행복해진다.

'어제보다 오늘, 오늘보다 내일, 나는 점점 성장할 수 있어'라고 믿을 수 있게 된다.

이렇게 자신의 성장을 믿어 의심치 않는 사람은 나이에 상관없이 점점 발전할 수 있고 삶이 너무 신나고 재미있어 어쩔 줄 모르게 된다. 결과적으로, 생각지도 않던 기회를 만나게 되거나 오랫동안 바라던 소망이 이루어지는 일도 쉽게 경험할 것이다.

나는 지금까지 많은 시니어를 만나왔는데, 최근 들어 '인생의 절정기는 늦게 오는 편이 낫구나'라고 생각하게 되었다. 나도 한때는 젊어서 성공한 사람에게 질투가 났던 시기도 있었지만, **인생은 즐거움을 뒤로 미루는 편이 더 설레고 재미있는 게 아닐까** 하고 생각하게 된 것이다.

지금 만약 당신의 인생이 만족스럽지 않다고 해도 앞으로는 반드시 좋을 거라고 믿자. '지금은 좀 하강 국면이지만 이제부터는 훨씬 해피할 거야'라고 낙천적으로 생각할 수 있느냐가 다가올 인생의 행복도를 크게 좌우한다.

그리고 '**모두들 고생하면서도 또 의외로 잘 살아가고 있다**'는 것도 이번 기회에 알아 두자.

살다가 한 번씩 자신에게 재난이나 어려움이 닥치면 '어째서 나만', '나만 언제나 불행해'라는 한탄이 저절로 나올 수 있다.

그러나 겉으로 표현하지만 않을 뿐 사람은 저마다 이런저런 어려움과 고민을 끌어안고 있다. 질병에 걸리거나 가정 내에 문제가 일어나거나 금전적인 문제가 생기거나 소중한 사람을 잃었거나 등 살다 보면 누구나 갖은 시련에 맞닥뜨린다. 그럴 때마다 어떻게든 고비를 넘기는 것이다.

금세 털고 일어나지 못할 때도 있다. 절망하며 운명을 저주하고 싶어질 때도 있을 것이다.

그렇지만 그럴 때도, 느릿느릿 천천히라도 좋으니, 밝은 면을 바라보려고 해 보자.

그 어떤 때라도 희망의 빛은 비추고 있다. 내가 어떻게 하면 행복해질 수 있을까 하며 아주 조금씩이라도 바라보는 관점을 바꿔 나가면 드디어 빛이 가득한 쪽으로 나아갈 수 있을 것이다.

사람은 죽을 때까지 발전할 수 있고 때로는 이 세상을 떠

나고 나서도 계속 성장한다. 당신이 남긴 아름다운 말이나 훌륭한 견해가 후세 사람들의 가치관을 완전히 좋은 방향으로 바꿀 수도 있고 구원의 길로 인도할 수도 있다.

그러므로 안심하며 **지금 이 순간부터의 인생을 있는 힘껏 즐기자.**

앞으로 다가올 미래에 희망을 가질 수 있느냐가 60세 이상의 여러분이 갖춰야 할 궁극의 지혜다.

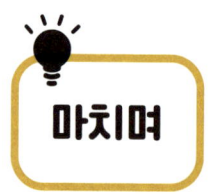

마치며

어떤 일이든 일단 해 보는 사람은
지성도 인생도 성장한다

끝까지 함께 해 주어서 감사합니다.

무척이나 긴 내용이므로 읽는 것만으로도 상당한 노력이 필요했으리라 생각합니다.

이 말에 오해가 없으면 싶은 것이, 나는 공부법이든 건강법이든 이런 부류의 책에 적혀 있는 것을 모두 실행할 필요는 없으며, 자신에게 도움이 될 것 같은 부분만 읽으면 된다고 생각합니다.

이제 와서 김빠지는 소리를 하냐며 불쾌한 마음을 가질 수 있을 텐데, 취사선택한다 해도 좋은 머리가 되기 위한 재료는 많으면 많을수록 좋으니 너그러이 이해해 주시면 저자로서 더없이 행복하겠습니다.

그런데 좋은 머리는 자세나 태도의 문제라고 생각합니다.

내가 입시 공부에 관한 책을 포함해 공부 방법에 관한 책을 많이 썼는데, 그대로 따라 해 봐도 생각만큼 잘되지 않는 부분이 있음을 충분히 알고 있습니다.

그럼에도 일단 해 보지 않으면, 지금까지 했던 방식 갖고는 갑자기 성적이 오르는 일 역시 거의 없다는 것도 알고 있습니다. 이 공부법으로 해 봤으나 아니다 싶으면 다른 공부법으로 해 보면 되는 겁니다. 그러다 보니 자신도 모르게 성적이 올랐다는 사람이 압도적으로 많습니다.

사실 나 역시도, 내 친동생도 공부법을 바꿔서 입시에 성공했으며, 동생은 그것을 응용해서 대학 재학 중에 사법시험에도 합격했습니다.

나 역시 공부를 어떻게 해야 하는지 방법을 잘 알고 있기 때문에 다양한 분야의 책을 쓸 수 있었으며 다양한 일에 도전할 수 있었다고 생각합니다.

우리 부모님의 학력을 생각하면 이것이 선천적인 능력이라고는 절대 생각할 수 없습니다.

그래서 좋은 머리는 갖고 태어나는 게 아니라 하는 방법의 문제라고 믿게 되었습니다.

골프 하나를 놓고 봐도, 공을 앞쪽으로 치는 방법을 배우지 않으면 아무리 연습을 해도 제대로 날아가지 않는 것과 같은 이치랄까요.

이야기가 다소 옆길로 새었는데, 아무리 좋은 공부법을 알고 있어도 실제로 해 보지 않으면 그림의 떡이라는 소리입니다.

이처럼 앞으로의 인생에서도 중요한 것은 '무엇이든 해 본다'는 자세입니다.

예를 들면 나는 직업상 수면 시간이 몇 시간이어야 가장 좋으냐는 질문을 자주 받습니다.

그때의 대답은 '휴가를 낼 수 있을 때 5시간, 6시간, 7시간, 8시간 이렇게 수면 시간을 바꿔 본 다음, 어느 시간을 잤을 때가 다음 날 가장 컨디션이 좋은지 시험해 보세요'라고 대답합니다.

개인차가 있기 때문에 이 말이 정답입니다.

나한테 뭐가 맞는지, 어떤 공부가 나를 성장시켜 줄 것인지에 대한 대답도 전부 똑같습니다.

'해 보십시오, 해 보지 않으면 알 수 없습니다.'

무엇이든 해 보는 습관을 들이면 이런저런 것에 도전하면서 남들은 모르는 지식도 얻을 수 있으며 사고방식도 유연해질 것입니다.

이 책을 통해 독자 여러분에게 조금이라도 살아가는 자세를 바꿀 수 있는 부분이 있다면, 저자로서 더할 나위 없이 행복하겠습니다.

와다 히데키

뇌와 마음이 순식간에 정리되는 심플한 습관
60세부터 머리가 점점 좋아진다

지은이	와다 히데키
옮긴이	윤경희

1판1쇄 발행 2025년 7월 7일

책임편집	최상아
북코디	밥숟갈(최수영)
편집&교정교열	주항아 최진영
표지-본문디자인	공간42
마케팅	김낙현

발행인	최봉규
발행처	지상사(청홍)
등록번호	제2017-000075호
등록일자	2002년 8월 23일

주소 서울특별시 용산구 효창원로64길 6(효창동) 일진빌딩 2층
우편번호 04317
전화번호 02)3453-6111 팩시밀리 02)3452-1440
홈페이지 www.jisangsa.com
이메일 c0583@naver.com

한국어판 출판권 ⓒ 지상사(청홍), 2025
ISBN 978-89-6502-348-7 (03510)

*잘못 만들어진 책은 구입처에서 교환해 드리며, 책값은 뒤표지에 있습니다.